U0204126

打喷嚏、流清涕、鼻痒

咽痛、咽干、咳嗽、声哑

耳鸣、眩晕

……

反复发作

您以为忍忍就过去了吗

以上常见的症状

病因很多

阅读本书

从医生的视角全面了解您的耳鼻喉

及时配合医生进行专业处理

安全又有效

「头等大事」：

耳鼻喉名医说，要这样防与治

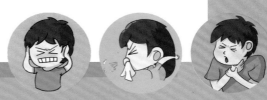

主编｜李云英

人民卫生出版社
·北京·

图书在版编目（CIP）数据

"头等大事"：耳鼻喉名医说，要这样防与治 / 李云英主编. — 北京：人民卫生出版社，2023.9

ISBN 978-7-117-32665-0

Ⅰ.①头… Ⅱ.①李… Ⅲ.①耳鼻咽喉病 – 防治 – 普及读物 Ⅳ.①R76-49

中国版本图书馆 CIP 数据核字（2021）第 272275 号

人卫智网	www.ipmph.com	医学教育、学术、考试、健康，购书智慧智能综合服务平台
人卫官网	www.pmph.com	人卫官方资讯发布平台

"头等大事"：耳鼻喉名医说，要这样防与治
"Toudeng Dashi": Erbihou Mingyi Shuo,
Yao Zheyang Fang yu Zhi

主　　编：李云英
出版发行：人民卫生出版社（中继线 010-59780011）
地　　址：北京市朝阳区潘家园南里 19 号
邮　　编：100021
E - mail：pmph @ pmph.com
购书热线：010-59787592　010-59787584　010-65264830
印　　刷：北京华联印刷有限公司
经　　销：新华书店
开　　本：889×1194　1/32　　印张：7.5
字　　数：175 千字
版　　次：2023 年 9 月第 1 版
印　　次：2023 年 10 月第 1 次印刷
标准书号：ISBN 978-7-117-32665-0
定　　价：58.00 元

打击盗版举报电话：010-59787491　**E-mail**：WQ @ pmph.com
质量问题联系电话：010-59787234　**E-mail**：zhiliang @ pmph.com
数字融合服务电话：4001118166　　**E-mail**：zengzhi @ pmph.com

"头等大事"：
耳鼻喉名医说，
要这样防与治

．．

主　　编	李云英
副 主 编	李松键　陈　棕
编　　委	（按姓氏笔画排序）
	王　露　孔　喆　朱任良
	李　华　李　凯　李广平
	李嘉琪　张君丽　陈文勇
	陈彩凤　周世卿　黄银爱
	彭桂原　谭梦佳
内容整理	宋莉萍
插画绘制	马　玥
照片拍摄	孔杅帆

耳部保健操
——鸣天鼓

耳部保健操
——除耳鸣功

耳部保健操
——鼓膜按摩

耳部保健操
——咽鼓管吹张

前庭康复训练

鼻部按摩
导引法

喉部按摩
导引法

名医简介

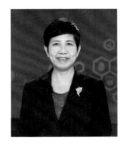

　　李云英，教授，主任医师，博士研究生导师，广东省名中医，全国老中医药专家学术经验继承指导老师，国医大师干祖望教授的学术继承人，广东省中医院主任导师、学术带头人。从事临床、教学及科研工作近 40 年。曾先后获得"中国首届杰出女中医师""首届中医药传承高徒奖""首届颜德馨优秀中医药人才奖""南粤优秀教师"等荣誉和称号。是国家"十一五""十二五"耳鼻喉重点学科和重点专科的学术带头人和项目负责人。

　　现任中华中医药学会耳鼻喉科分会副主任委员，中国中药协会耳鼻咽喉科药物研究专业委员会副主任委员，世界中医药联合会耳鼻咽喉口腔专业委员会副会长，广东省中西医结合学会嗓音专业委员会主任委员，广东省中医药学会和广东省中西医结合学会耳鼻咽喉科专业委员会副主任委员，广东省耳鼻咽喉头颈外科专业委员会委员。发表论著及核心论文 50 余篇，主编《耳鼻喉科专病中医临床诊治》《中医古今名医证治通鉴丛书——突发性耳聋》《面向 21 世纪高校中西医结合教材——中西医结合耳鼻咽喉口齿科学》等著作。主持"基于'痰瘀致瘤'理论治疗慢喉瘤的系列研究"，2011 年获中华中医药学会科技成果奖三等奖；参与的"鼻－鼻窦炎中西医结合基础与临床研究"项目成果于2013 年获得中国中西医结合学会科学技术奖二等奖。

荣 誉 证 书

李云英同志在中医工作中做出显著成绩，特授予广东省名中医称号。

粤府证〔2012〕2828号   二〇一二年十月二十四日

李云英教授获得广东省名中医称号

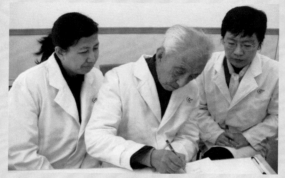

李云英（左）教授师承国医大师干祖望（中）教授

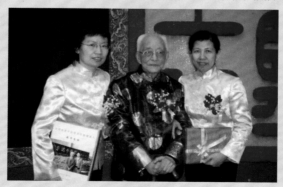

李云英（右）教授获得首届中医药传承高徒奖

总序

　　2023 年是广东省中医院建院 90 周年。作为中国近代史上历史最为悠久的中医医院，广东省中医院自 1933 年建院初期，就以振兴、发展中医药事业和为人民群众提供优质的中医药健康服务为己任，一代代广东省中医院人赓续"上医医国　先觉觉民"的红色基因，砥砺奋进，勇毅前行。

　　90 年筚路蓝缕，90 年初心弥坚。长期以来，我们始终高度重视中医药文化弘扬和健康科普传播工作，以人民群众健康需求为导向，充分发挥名院、名科、名医、名药等优势资源，不断创新载体，注重医媒融合，为人民群众生命健康全周期保驾护航，为健康中国建设贡献力量！

　　值此医院 90 华诞之际，在上级主管部门的指导下，在人民卫生出版社的大力支持下，我们组织编写这套"献给大家的健康书系列"，作为送给大家的一份特殊的礼物。

这套丛书由医院呼吸科、妇科、脾胃病科、治未病中心、骨伤科、耳鼻喉头颈科、心理睡眠科及脑病科等多个国家级重点专科的团队精耕细作而成，联袂为大家奉上一套健康大餐。在这里，您可以学习国医大师邓铁涛老先生的百岁养生法，可以了解厨房里的膳食养生智慧，还可以了解什么是"正确"的呼吸、如何保护我们"脆弱"的颈椎、怎样睡得更好……希望这套丛书能够成为您健康的"加油站"。

史俏恭　张忠德

2023 年 9 月

序

　　近年，民众已经逐渐意识到养生的重要性，并希望通过各种方法增强体质、预防疾病，从而达到延年益寿的目的。

　　在临床工作中，防治是非常重要的工作内容。《黄帝内经》有云："是故圣人不治已病治未病，不治已乱治未乱……"意思是指上等的医生知道如何防治还未发生的疾病，并且知道如何防止疾病向更深层次发展或转变。我亦经常告诫我的学生："临床诊疗工作中，除了按病情需要选择合适的手术方式和药物进行治疗，一定要根据患者自身的情况配合合适的养生方法，包括养精神、调饮食、练形体、慎房事、适寒温等。"

　　但是，由于民众对于耳鼻喉科疾病了解甚少，大部分民众在出现耳鼻喉科疾病时常不知所措，不能第一时间获得及时、有效的治疗，甚至会被网络信息误导，以致耽误治疗、延误病情，对自身造成不同程度的伤害。

李云英教授深感正确科普的重要性和迫切性，所以通过新媒体平台发表科普文章，目的是通过多途径，广泛宣传耳鼻喉专科疾病的防护知识。本书从中西医结合的角度，介绍耳鼻喉疾病的临床症状、诊断要点、治疗原则，从中医角度介绍不同疾病的调适、膳食养生、按摩导引功法（即康复保健操），结合古代医学智慧和当代医学的先进技术，真正做到了"传承古今，融汇中西"！

　　中医的使命从未退出历史舞台，中医人的责任仍然在肩，我们一直在奋斗！作序共勉。

国医大师

王寅夏，于羊城

前言

随着社会环境、生活方式的改变及生活水平的提高，人们日益意识到耳鼻喉科疾病对日常生活质量的影响，耳鼻喉科疾病的防治日益受到患者的重视。本书作为健康科普读物，以科学传播养生及调护知识为目的，帮助群众正确认识耳鼻喉科常见病及多发病的特点，以提高群众对耳鼻喉科急性、慢性疾病的防护意识。

本书内容主要涉及耳、鼻、咽喉部众多疾病，每种疾病的科学养护方法书中均有介绍，包括中医康复保健操、用药禁忌、饮食调护等。读者朋友可根据自身情况，参考具体内容在家自行实施。本书内容贴近临床，通俗易懂，有一定的深度和广度，实用性和可读性强。所有章节均由知名的中医耳鼻喉专家李云英教授执笔撰写或亲自审核。另外，本书还随书附赠保健操视频，视频内容包括耳部保健操（鸣天鼓、除耳鸣功、鼓膜按摩、咽鼓管吹张），前庭康复训练，鼻部按摩导引法，喉部按摩导引法。

本书是在中医理论指导下，结合现代研究进展，集名老中医及专家们多年临床经验和体会编写而成。全书体现了中西医治疗的最新原则和方法，中医特色鲜明，西医内容精当。期望本书的出版能为广大的读者提供有益的参考，对耳鼻喉科疾病的防治有所帮助和启迪。

本书得以付印与大家见面，首先要感谢科室同仁的鼎力相助，他们在工作之余把枯燥的临床知识用如此通俗易懂的语言写出来，让医学知识欠缺的普通人也能感兴趣、能读懂，并且不计报酬，这是善举也是义举，很好地肩负起专业科普的历史重任，搭建起医患沟通的桥梁！其次要感谢人民卫生出版社编辑部的一众编辑，他们用敏锐的触觉发掘本书的优点，用专业的文学知识及排版技能给予我们众多的指引！感谢广东省中医院宣传处的同事，不仅为"耳鼻喉医话"公众号文章量身定做专栏排版，还为本书拍摄了清晰的视频和照片！还要感谢为本书成书出了不少力气的广州中医药大学第二临床医学院耳鼻喉科的研究生们，他们在学习之余跟老师学着做宣教、写科普文章，教学相长！最后，感谢购买此书的您，愿您从书中获益之余，还愿意把正确的、通俗易懂的科普知识接力宣传！

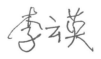

2023 年 9 月于广州

目录

耳朵
常在线

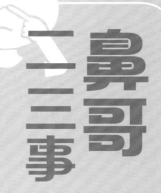

说说咱们的咽喉

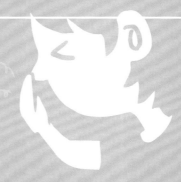

网红保健操

耳朵常在线

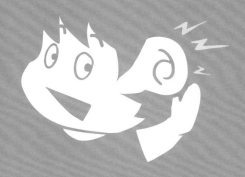

耳朵痒，随手掏一掏？
不，这个习惯您需要改

王先生捂着右耳急匆匆地走进耳鼻喉诊室，大声询问："李主任，快帮我看看耳朵。我今天在家用掏耳勺掏耳，结果掏出血了，现在耳朵里面很痛，还有血流出来，我不会是把鼓膜掏穿了吧，我会不会变聋啊？"

医生连忙用电耳镜帮他检查，确定只是外耳道损伤导致的出血，鼓膜完整，进一步进行了听力测试，听力也是正常的。医生告诉王先生不要担心，并给他开了几天的药物预防感染，叮嘱他一定要保持外耳道干燥，不能再自己掏耳了。

其实，像王先生这样习惯在家自己掏耳，或者让其他人帮忙掏耳的人比比皆是。其实，当耳朵感觉有点儿痒，拿个棉签掏一掏，就会感觉舒服多了。

掏耳的正确打开方式

掏耳，在民间俗称"挖耳屎"。不要因为带了个"屎"字，就觉得这"屎"留着也没用，掏掏更健康。在四川满大街都有给人掏耳的，当地人称此为"采耳"，是人们休闲时的必选项目，部分掏耳的师傅甚至凭着一手掏耳绝活家喻户晓。

那么，掏耳到底好不好？怎么掏耳才正确呢？今天，就让我们来了解掏耳的正确方式。

为"耳屎"正名

医学上称"耳屎"为耵聍，是由外耳道皮肤耵聍腺分泌出来的正常分泌物与灰尘、皮屑混合而形成的。

耳屎分为"干性"耳屎和"湿性"耳屎两种。一部分人是干性耳屎，呈片状存在于外耳道内，人们称之为"干耳"；也有一部分人耳朵油脂分泌旺盛，耳屎比较黏稠，看起来颜色比较深、油油的，有的还会流到耳外，这就是我们俗称的"油耳"。

需要注意的是，无论耳屎是干性还是湿性，都属于正常现象，是由遗传基因和饮食习惯决定的，不需要过多在意。

小"耳屎"，大作用

1. 杀菌作用　富含脂肪酸的耵聍，在耳道皮肤表面会形成一层酸性薄膜，使外耳道处于酸性环境，具有轻度的杀菌作用。实验证明，耵聍里的化学成分能抑制细菌的生长、繁殖。

2. 阻挡异物　耵聍因富含油脂，可以滋润耳道皮肤上的绒毛，这些绒毛能阻挡外界的尘埃颗粒和微生物进入耳道深部，保持耳道的清洁。耵聍和绒毛还能防止昆虫和其他微生物侵入耳朵。

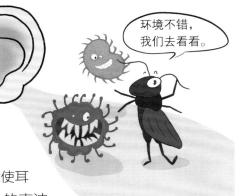

环境不错，我们去看看。

3. 保护鼓膜　耵聍能使耳道空腔稍稍变窄，对传入的声波起到滤波和缓冲作用，使鼓膜不致被强声震伤。

4. **保持湿度**　富含油脂的耵聍能使耳道保持一定的温度和湿度，同时可使鼓膜保持弹性并处于最佳状态，保证声音传导的稳定和顺畅。

掏耳有风险，动手需谨慎

一般情况下，是不需要刻意去清理耳屎的。一方面，我们的耳朵有自洁功能，那些小块耳屎、皮屑等可随着我们说话、咀嚼以及头部活动而自行掉到耳外，不会引起外耳道堵塞；另一方面，耳道内的菌群有自己的生态平衡，如果过多人为干扰（掏耳）可能会造成外耳道疼痛、瘙痒甚至损伤外耳道皮肤，引发感染。

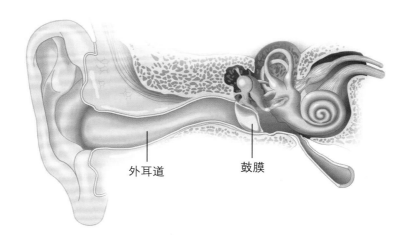

外耳道　　　鼓膜

频繁地掏耳可能使外耳道局部受到刺激反而造成耵聍分泌过多，若一不小心捅破鼓膜，可能会引起感染，甚至导致不同程度的听力损失。

什么情况下需要掏耳

当外耳道内耵聍分泌过多或排出受阻，会使耵聍在外耳道内聚集成团，阻塞外耳道，这种情况称为"耵聍栓塞"。当耵聍栓塞形成，轻则会出现耳部瘙痒，重则会出现耳闷、听力下降、耳鸣等不适。若耳朵进水，症状会加重，并且易引发感染，导致外耳道炎，甚至中耳炎，出现耳痛、流脓等不适症状。

因此，当您出现上述症状时，应及时到医院寻求耳鼻喉科医生帮助，确定问题的原因。若是单纯由于耵聍栓塞所致，由耳鼻喉科医生将耵聍取出即可。若耵聍质地较硬或嵌顿在外耳道内，则需先用耵聍液（如碳酸氢钠滴耳液）滴耳软化耵聍，数天后通过外耳道冲洗将耵聍冲出。

无论何种耵聍，耳鼻喉科医生都能专业地对症处理，并且更加安全。

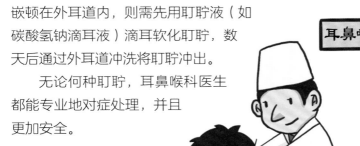

耳鼻喉科

当耳朵瘙痒或出现轻度堵塞感时，可增加咬合动作，以帮助耳屎排出。如果只是轻微瘙痒，可以选用粗细合适的消毒棉签，适当蘸上一些酒精，在外耳道内瘙痒处轻轻转动即可。切忌用指甲、火柴杆、铁丝等尖锐不洁之物掏耳，以免造成机械性损伤或感染。

如果耳屎较多，症状较明显，建议到医院耳鼻喉科就诊，由医生取出。医院有专门的设备和技术，专业的事情要交给专业的人员做。

李云英

感冒之后，宝宝变得不爱理人？小心！可能是因为这个病

2 岁的贝贝是一个活泼、可爱的孩子，平时最喜欢和爸爸妈妈说话了。1 个星期前，贝贝感冒了，从那以后，贝贝变得不爱搭理人，还总爱哭，总是揪着自己的耳朵，喊他却不怎么搭理。

贝贝妈妈赶紧把贝贝带去了耳鼻喉科门诊，医生通过问诊和查体之后，诊断贝贝是患上急性中耳炎。贝贝妈妈很疑惑，到底是怎么得的急性中耳炎呢？

什么是急性中耳炎

急性中耳炎是中耳黏膜的急性化脓性炎症，好发于婴幼儿，冬春季多见，常常继发于各种上呼吸道传染病，如感冒、咳嗽、鼻塞、流涕、腺样体肥大等，其致病菌多为金黄色葡萄球菌、溶血性链球菌。

儿童急性中耳炎，无论是化脓性还是非化脓性，大部分（约 80%）都与细菌急性感染有关，因此统称为急性中耳炎。

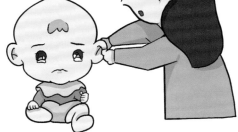

细菌是怎么跑到中耳的呢？为什么婴幼儿更容易患病呢

人体中耳的鼓室并不是完全封闭的，它通过一个"密道"与外界（鼻咽）相通。这个密道就是咽鼓管，它是鼓室与鼻咽相通的通道，细菌就是通过这个通道进入中耳的。

成人和婴幼儿的咽鼓管有很大的区别，婴幼儿的咽鼓管不仅形态上不似成人的咽鼓管较长且呈一定的角度，而是短、平、宽，并且位置低。加之婴幼儿的免疫功能发育尚未完全，当孩子发生上呼吸道感染时或因妈妈哺乳位置不当时，致病菌会非常容易顺着分泌物或者乳汁通过咽鼓管进入中耳，引起中耳炎。

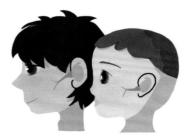

成人与婴幼儿咽鼓管示意

因此，由于婴幼儿的特殊生理结构，决定了婴幼儿比成人更容易得中耳炎！

爸爸妈妈怎么知道宝宝可能得了急性中耳炎呢

婴幼儿急性中耳炎往往由于宝宝自己不会诉说症状，并且在检查时不配合，因此在诊断方面还是有一定困难的。如果宝宝近期有上呼吸道感染的病史，不时揪耳、抓耳、摇头、哭闹不安，因听力受影响，变得不爱搭理人；或伴有全身症状，如发热（体温可达 40℃），甚至出现惊厥，常伴有恶心、呕吐、腹泻等消化道症状，则应考虑急性中耳炎的可能。

爸爸妈妈带着宝宝去医院就诊，医生会依据病史、症状，再通过电耳镜查看鼓膜情况，必要时进一步行听功能或影像学检查就可以确诊了。

急性中耳炎若没有得到及时的治疗，则有可能出现相关的并发症，如耳朵周围组织肿胀、耳源性眩晕、周围神经性面神经麻痹，甚至是耳源性颅内感染，危及生命；或影响宝宝的听力，或进展成慢性中耳炎。当爸爸妈妈考虑宝宝可能患上急性中耳炎时，应及时带宝宝到医院就诊，进行及时、规范的治疗。

宝宝急性中耳炎应该怎么预防

1. 天气变化时，注意保暖；加强锻炼，增强抵抗力，减少上呼吸道感染的机会。

2. 感冒或鼻炎发作时，不能用力擤鼻涕和用力咳痰，以免鼻腔的分泌物通过咽鼓管进入中耳腔。

3. 选择正确的哺乳姿势。不论选择哪种哺乳方式，都不能让孩子平躺，应该让孩子保持头位高于臀位的姿势。

中医的鼓膜按摩疗法可缓解中耳炎的症状

中医称分泌性中耳炎为"耳胀"，是由于耳部受风邪、经脉阻塞而出现耳阻塞感、耳胀、耳鸣、听力下降等症状。因此，耳部的按摩，按压刺激耳穴，具有疏通耳部经脉、改善耳胀、耳阻塞感的作用。现介绍两种鼓膜按摩的方法给大家。

1. 双手食指轻轻插入耳孔，使耳道完全闭塞后快速松开。或者用手指按压耳屏，一按一放，亦有相同作用。

2. 双手掌心紧压耳郭，然后手掌轻轻而快速地进行按紧、放松的动作。按摩时可能会感到鼓膜活动及耳内"嘭嘭"作响，每次 20 下。

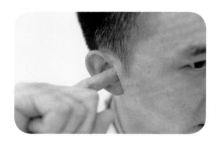 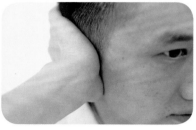

注意： 鼓膜按摩法操作时，手指甲不宜太长，不宜用力过猛，以无明显疼痛为宜。

彭桂原　李云英

耳朵痛？明确病因是关键

小张洗澡时不小心耳朵进水，之后出现耳朵剧痛，到医院挂了急诊，耳鼻喉科医生检查后发现是耵聍太多，堵塞了外耳道，耳朵进水，耵聍膨胀后挤压外耳道，才出现耳朵痛。医生给小张滴了药水软化耵聍之后将耵聍取出，耳痛症状就缓解了。

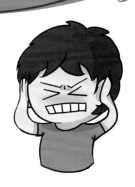

耳痛有哪些原因

耳痛是生活中较常见的症状。大部分人一提到耳痛，首先想到的是中耳炎。实际上，许多疾病均可引起耳痛，如耳道炎症、牙痛、咽痛等，大致上可分为三大类——耳源性耳痛、反射性耳痛、神经性耳痛。

这里，我们主要介绍耳源性耳痛。首先，我们要先了解耳部的结构。如下图，耳在结构上可分为外耳、中耳和内耳。

耳源性耳痛，即耳部本身病变引起的耳痛，主要集中在外耳及中耳。

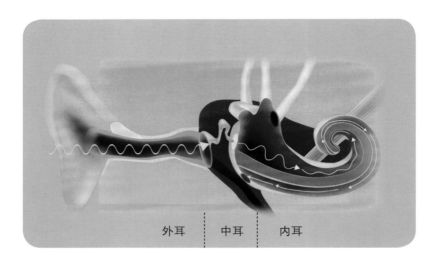

外耳　　中耳　　内耳

（1）外耳道疾病包括耳郭外伤、耳带状疱疹、外耳道耵聍栓塞、外耳道异物、耳疖肿、外耳道炎症等。

（2）中耳炎症包括鼓膜外伤、鼓膜炎、特发性面神经麻痹、耳部肿瘤以及不同原因引起的中耳炎等。

哪些疾病会引起耳痛

1. 感冒　耳朵和鼻之间有一个相通的管道，学名为咽鼓管，其主要功能是引导鼻咽部气体进入鼓室，以维持鼓膜两侧压力平衡，从而保证鼓膜正常振动。由于儿童的咽鼓管较成人短而宽，当鼻部有炎症的时候，炎症很容易通过这个管道扩散到中耳腔，引起中耳炎。中耳炎疼痛部位在耳道深部，外边的触压和咀嚼运动对它无明显影响，但患者在吞咽、打哈欠或擤鼻涕时耳痛加重。急性分泌性中耳炎的治疗除了使用抗生素和促排剂以外，还应加入鼻腔用药以保持鼻腔及咽鼓管通畅。

2. 耳朵进水　耳朵进水几乎每个人都会遇到，特别是夏天游完泳后，有的人会出现耳朵剧痛，尤其是小孩子，这种情况一般有以下 3 种原因。

（1）耵聍栓塞：耵聍会在人们游泳时吸水后胀大，压迫外耳道，出现耳朵闷、剧痛难忍，这时一定不要在家自己掏耳，错误的方法可能将耳屎越推越深，应该第一时间就医，让医生用药水将耳屎软化后取出。

（2）局部感染形成外耳炎：游泳时，耳部容易受细菌感染而出现耳道肿胀、疼痛。很多人有掏耳的习惯，不小心就会损伤外耳道致耳痛。外耳炎的耳痛常伴有耳屏压痛及耳郭牵拉痛，临床中较易诊断。

（3）中耳炎：游泳时鼻子呛水，水中的细菌沿着咽鼓管蔓延到中耳腔，形成中耳积水、阻塞，排泄物流不出来而引发感染，急性中耳炎会出现耳朵抽痛、红肿、发热等症状，通常以单侧感染较多，需及时就医，由耳鼻喉专科医生确诊后予以抗感染等治疗。

3. **耳异物**　异物主要包括动物类、植物类及非生物类，误入外耳道后引起耳痛。多见于儿童，因其年幼无知将异物塞入耳内；成人多为掏耳或外伤遗留物体于耳内，或野营露宿昆虫入耳等。出现此类情况，应及时到医院就诊，由专科医生检查并明确诊断，运用专业技术将异物取出，切勿盲目挖取，以致将异物推向深处。

4. **反射性耳痛**　因下颌神经、迷走神经以及面神经和舌咽神经等均有分支布于外耳道，因此，牙、下颌关节、咽喉、呼吸消化系统疾病等均可通过神经引起反射性耳痛。

（1）口腔：患有口腔溃疡、龋齿、智齿发炎或正在进行牙病治疗的患者，疼痛可通过三叉神经反射到耳部。

（2）扁桃体：急性扁桃体炎、扁桃体术后等可通过舌咽神经反射引起耳痛。

（3）咽喉：咽喉炎、咽喉部恶性肿瘤等可通过喉返神经及迷走神经分支引起耳痛。

（4）颞下颌关节紊乱综合征：疼痛常表现为耳道钝痛，颞下颌关节处有压痛，张口时下颌关节运动错位，张大嘴或咀嚼食物时痛剧、咔嗒声。

（5）神经性耳痛：耳带状疱疹可引起神经本身炎症导致耳痛。起病初期多有全身不适、低热、头痛和食欲不振等前驱症状，继之出现耳痛，外耳道出现疱疹，数日或2～3周内出现面瘫，疱疹和面瘫出现的时间可先后不一。

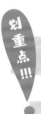

耳痛病因很多，临床医生需要根据患者的发病情况、耳痛特点、伴发症状、辅助检查等以明确病因，进而采取针对性的治疗方法。当患者出现耳痛时，应及时就诊，方可尽早痊愈。

李云英

惊！潜水潜出的鼓膜穿孔是怎么回事

陈女士是一名潜水爱好者，经常到世界各大潜水胜地潜水。

这天，她急匆匆地来到医院耳鼻喉科找医生："医生，我上周潜水后感觉右耳胀痛，总出现嗡嗡声，听力也下降了。我估计是耳朵进水了，以前也出现过这种情况，两三天就能缓解，但是这次已经 5 天了，感觉一点好转也没有，麻烦您看一下。"

医生仔细检查了一下陈女士的耳朵，发现其右耳鼓膜紧张部穿孔，幸好没有感染，在对症治疗后陈女士很快康复了。

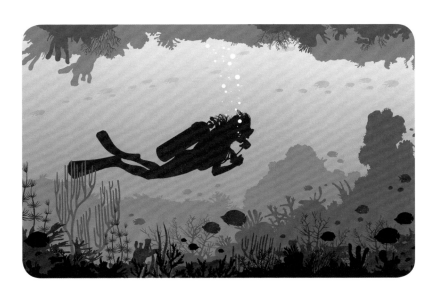

潜水也会导致鼓膜穿孔

鼓膜位于耳道最深部，需要借助特殊的设备才看得到。鼓膜内侧是相对密闭的中耳腔，中耳腔通过咽鼓管的开放和闭合来达到压力平衡，鼓膜的另一侧是外耳道，与外界直接相通。

鼓膜本身具有一定的弹性和韧性，在正常的情况下，鼓膜不容易损伤和穿孔。当外界环境的气压突然过度变化，而咽鼓管又无法及时通过开放、闭合来平衡耳内气压的时候，鼓膜两侧的气压差骤然增大，鼓膜就会被两侧的气压差所伤，导致急性鼓膜炎甚至穿孔。

进行潜水活动的时候，在下潜和上浮的过程中如果速度过快，耳内压力无法及时调整平衡，鼓膜容易因受到压力造成损伤，出现耳部胀痛、鼓膜穿孔的情况。

注意！以下情况也会导致气压性鼓膜穿孔

气压性鼓膜穿孔在日常生活中并不少见，常见情况如下。

1. 近距离受到炮弹、煤气、鞭炮等爆炸造成的巨大响声和气浪的影响。

2. 高层、高速电梯，运行过快时也会导致鼓膜穿孔。

3. 被他人扇耳光也可能导致鼓膜损伤而致穿孔。

4. 飞机起飞、降落时，外耳道压力急剧变化，亦可压迫鼓膜引起穿孔，常称作航空性中耳炎。

5. 用力擤鼻涕也会导致中耳腔内气压突然急剧上升，鼓膜内外气压骤然不平衡而导致穿孔。

6. 一些父母吻小孩耳朵或情侣之间用力亲吻耳朵的动作，也有可能造成鼓膜穿孔。

气压性鼓膜穿孔怎么办

如果发生鼓膜穿孔应该及时就医，在排除内耳和神经损伤后，单纯的鼓膜穿孔早期对症处理即可，在护理得当的情况下，大部分的急性鼓膜穿孔可以自行愈合，并且不影响听力。万一出现感染，则可能导致中耳炎，这种情况必须在医生指导下积极对症治疗。

气压性鼓膜穿孔的日常护理很重要。

1. 切忌污水入耳，洗澡、洗头的时候可以用消毒棉球轻轻堵塞外耳道口，洗完后取出。

2. 慎掏耳，我们不提倡自行掏耳，实在忍不住，掏耳的工具最好选用消毒棉签，其他尖锐、不干净的工具都不建议使用。

3. 勿用力擤鼻涕，感冒期间注意保持鼻腔通畅，擤鼻涕要分别按压单侧鼻孔轻擤，不要捏着双侧鼻孔用力擤。

4. 远离噪声，避免遭受二次伤害。

5. 清淡饮食，避免食用辛辣、燥热等刺激性食物而影响康复。

偷偷告诉您

在菲律宾、马来西亚和印度尼西亚之间的海域生活着一个民族——巴瑶族，他们大部分人靠潜海捕鱼为生，他们是自由潜泳的高手，能潜到 30 米甚至更深的海域捕深海鱼，寻找珍珠以及海参，又被称为"海上吉卜赛人"，被认为是最后一支海洋游牧民族。

大部分的巴瑶族人的听力都比较差，原因是潜水是他们的日常活动，为了减少潜水时水压带来的痛苦，巴瑶族人在幼年时就会故意戳穿自己的鼓膜。

名中医提醒您

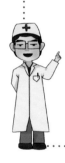

鼓膜除了可以传播声音，还能有效保护耳朵，完整的鼓膜可以有效地阻挡外界致病菌经外耳道直接进入中耳。想有效避免气压造成的鼓膜损伤，首先，应尽量避免处在气压快速变化的环境中，如果参加潜水等体育项目，要注意安全，下潜和上浮的时候速度不要过快。其次，遇到气压变化时应尽量张大嘴巴，或多做吞咽动作，使咽鼓管开放从而调节中耳腔气压。最后，应积极对症处理鼻部疾病，保持鼻腔和耳咽管的通畅，保护中耳功能。

李松键

注意！扭头就晕，天旋地转，可能是您耳朵里的"小石头"掉下来了

　　程阿姨说她身体出现一件怪事，从半年前开始，每次抬头晾衣服，就会感觉天旋地转，站立不稳，过一会儿又能缓解，而且不抬头就没事。一开始以为是阳光刺眼，结果晚上也一样。最近一个月，抬头晾衣服也晕，低头切菜也晕，程阿姨每天都不敢乱转脖子，总是害怕眩晕突然而至，大大影响生活质量，人也变得焦虑了。程阿姨来看医生，医生告诉她有可能是耳石症发作。肾结石、胆结石听说过了，耳朵里也有"石头"？是的，耳朵里也藏着"小石头"，这些"石头"如果到处乱跑，还会令人天旋地转，焦虑不已，寝不安席！好像挺可怕呀，快来看一看！

耳朵里的"石头"藏在哪里

　　大部分人都知道耳朵的功能是听，实际上耳朵有两个重要的功能：一为司听觉，闻五音；一为主平衡，辨体位。耳朵主要负责平衡的结构是内耳中的前庭和半规管。前庭、视觉和自身本体感觉三者一同构成了人体的平衡系统，前庭主要负责感觉人体空间位置的变化；而半规管每侧内耳均有 3 个，包括水平半规管、前半规管和后半规管，主要是感知身体旋转角加速度的变化，各半规管互相成一定的夹角并与前庭相连；感知直线加速度的是球囊和椭圆囊。

以上这些器官正常运作，让人对空间位置和移动方向有感知，如在坐车的时候即使闭着眼睛，也能感觉得到车转弯、加速和减速。

耳石其实是碳酸钙样的结晶体，形状像石头，故称为耳石。正常的耳石存在于 3 个半规管中，黏附于半规管的内壁上，当头部位置变化的时候，耳石能正常感觉头部运动的加速度和角速度的变化，让我们的大脑知道头部运动的角度和方向，从而控制身体平衡。

当耳石从原有的位置脱落，就会在半规管中随着头部的位置改变而晃动，从而给大脑错误的感觉，就产生了视物旋转和不平衡的感觉。当头部运动动作停止以后，耳石静止了，眩晕的症状就会消失，所以每次产生眩晕的持续时间，一般不超过 2 分钟。临床上把耳石脱落造成的眩晕称为"耳石症"。同一个半规管里脱落的耳石，会在头部同一个方向运动时引起眩晕，不同半规管的耳石脱落，会导致不同的头位变化出现眩晕，个别患者不止一个半规管的耳石脱落，也有个别患者每次是不同的半规管发生耳石脱落。

认识一下"耳石症"

耳石症又称良性阵发性位置性眩晕，是最常见的外周性眩晕疾病。

这个看起来相当复杂的病名其实很好理解，是一种良性疾病，疾病本身不会引发重大的并发症和生命危险，其特点为阵发性，持续时间不长，多为 2 分钟内，与头部位置改变有关，主要的症状是视物天旋地转感和不平衡感。

耳石症的发作，与疲劳、外伤、免疫力低下、年龄增大等因素都有很大的关系。

耳石症发作别害怕

　　耳石症是良性疾病，并且发作的时间很短，也没有其他严重的伴随症状，大部分的耳石症发作可在适当休息后明显好转，对于不能改善的或频繁发作的耳石症，我们可以使用专门的仪器检查出是哪侧耳朵，哪个半规管的耳石脱落了，然后进行复位，即使复位后有残余眩晕症状，也可以通过中药调理和眩晕康复操缓解症状。

顺便提个醒

　　耳石症很少同时伴有耳鸣、耳聋等症状，更不会导致意识丧失，一旦出现突然的眩晕并伴有以上症状必须马上到医院就诊，由医生来进行诊断。

李松键

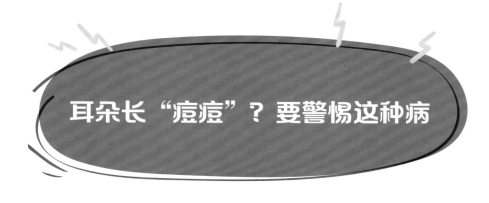

耳朵长"痘痘"？要警惕这种病

这些情况您遇到过吗

情况 1

陈先生，50 岁，参加同学聚会饮酒后，第二天突然出现左侧周围性面瘫，并伴有左耳严重的刺痛。医生查体，发现左耳耳郭及外耳道可见成簇的水疱。

情况 2

肖女士，44 岁，感冒后突然出现不明原因左耳痛，伴耳鸣，并出现听力下降，两天后出现一侧周围性面瘫，并伴有味觉障碍。医生查体，发现左耳耳郭、外耳道充血肿胀，局部可见簇集性水疱，部分破溃。

情况 3

林先生，32 岁，因眩晕 1 周至神经科门诊就诊，头部 CT 检查未见异常，专科治疗后无明显好转，追问家属其患病经过，家属说一周前右耳曾出现成簇的水疱，但无明显的疼痛感，因此未引起重视。后面部出现不明显的嘴角歪斜，但鼓气时右侧嘴角漏气，右侧额纹消失，上眼睑轻度下垂。

上面的 3 种情况，虽然症状不尽相同，但都有一个共同点，就是耳部出现成簇的水疱，并伴有面瘫及耳痛的症状，这 3 个病例都可诊断为"Hunt 综合征"。

什么是 Hunt 综合征

Ramsey Hunt 在 1907 年首先描述了这种疾病的症状，因此用他的名字命名此病。这是由水痘 - 带状疱疹病毒侵犯面神经的膝状神经节引起的一种疾病，典型临床表现为耳部疱疹、耳痛及周围性面瘫的"三联征"。也可伴发其他颅神经受侵犯的表现，如听觉障碍、眩晕及味觉障碍等，病变常累及一侧。以青年、老年患者居多。

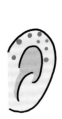 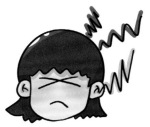 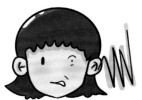

耳朵长小水疱　　　　发生在同一侧的　　　　半边脸神经麻痹
　　　　　　　　　　耳朵痛和头痛

诱发 Hunt 综合征的原因

凡是导致机体免疫力下降的原因，均会诱发此病。

（1）受凉、感冒。

（2）过劳、熬夜。

（3）某些传染病。

（4）恶性肿瘤。

（5）使用某些抑制剂及肾上腺皮质激素等。

Hunt 综合征的分型

（1）Ⅰ型：单纯的耳部带状疱疹。

（2）Ⅱ型：耳部带状疱疹 + 面瘫。

（3）Ⅲ型：耳部带状疱疹 + 面瘫 + 听觉障碍（如耳鸣、听力下降）。

（4）Ⅳ型：耳部带状疱疹 + 面瘫 + 听觉障碍 + 眩晕，即前庭功能受到损伤。

诊断 Hunt 综合征的辅助检查

（1）面神经电图、面肌电图。

（2）耳鼻喉科声导抗。

（3）纯音听阈测试。

（4）颞骨 CT。

Hunt 综合征的预防和治疗

Hunt 综合征主要由于机体免疫力低下，潜伏在神经根的水痘 – 带状疱疹病毒被唤醒致病，因此注意天气变化做好保暖，不熬夜，注意休息，积极锻炼身体，提高身体免疫力是最好的预防方法。治疗以保守治疗为主，如抗病毒、减轻炎症、营养神经、改善微循环、保护结膜，疼痛难忍者予以镇痛，伴有眩晕的患者以对症止晕……并可配合中医的综合疗法，如中药辨证内服、外洗外敷、理疗、面部按摩及针灸，均可取得良好的疗效。如经保守治疗后，面瘫症状无明显改善者，可考虑面神经减压手术。

Hunt 综合征的就诊小贴士

Hunt 综合征起病急，若不及时治疗，容易引起难以逆转的面瘫。因此，当出现耳部成簇水疱且耳痛难忍，即便还未出现面瘫或其他症状，也需及时就诊。Hunt 综合征首发症状不一，当耳部疱疹为非首发症状时，与其他疾病鉴别诊断的关键为是否曾经出现或因病情发展迟发出现耳部的疱疹。因此，一旦有过耳部长"痘痘"或在病情发展过程中耳部出现了成簇的水疱，要及时告诉医生，避免误诊、漏诊，延迟治疗。

谭梦佳

夏日又"热"又"湿"，当心这些"耳鼻喉"病来袭

暑热时节，气温居高不下，作为人体"感受器官"的耳、鼻、咽喉，是最先和外界打交道的器官，很容易被夏日"暑湿"所干扰，人们很容易患上鼻炎、咽喉炎、中耳炎等疾病。那么，暑热季节该如何保护好耳鼻咽喉呢？

扁桃体周围炎症

夏天易"热"易"湿"，故容易发生急性咽喉炎、扁桃体炎和慢性咽喉炎急性发作，出现发热、咽喉痛、口干、口苦、口舌生疮、咳嗽痰多等症状。

原因

（1）暑热，容易滋生细菌。

（2）天气炎热，汗出较多，使人易伤阴耗气。

（3）寒凉饮食，易助湿生热。

（4）夏天使用室内空调时，室内外温差大，空调易使室内干燥，容易患上呼吸道疾病。

对策

暑天，预防咽喉病应注意以下方面。

（1）避免食用煎、炸及辛辣食物，戒烟限酒。

（2）避免饮食过于寒凉，慎食冷饮和冰冷食物，不乱喝凉茶。

（3）宜用解暑、滋阴润肺降火的药物煲汤或代茶饮用，如麦冬、玄参、玉竹、冬虫夏草、西洋参、太子参、沙参、乌梅等。也可用山药，薏米、扁豆、芡实等祛湿解暑之品。

（4）避免长期待在空调房中，空调温度不宜设置过低。

（5）注意休息，尽量避免过劳、熬夜。

（6）对急性咽喉病患者，宜用金银花、野菊花、生甘草煎水，或用淡盐水不时含漱，这不仅能清洁口腔，还有清热解毒之功。

过敏性鼻炎

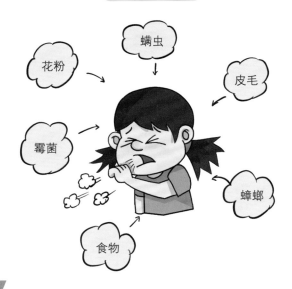

原因

天气炎热，人们热衷于宅在家中吹空调，室内外温差大，易诱发过敏性鼻炎；同时盛夏时节，气温高、雨水多、空气潮湿，环境中四处飘浮着霉菌孢子，一旦被体质敏感的人吸入鼻腔，也容易引发过敏性鼻炎，出现鼻痒、打喷嚏、流鼻涕、鼻塞、反复咳嗽或皮肤瘙痒等过敏症状。

对策

（1）避免长期待在空调房中。空调房室内温度不宜过低，注意加湿，注意保暖。

（2）避开过敏原，如尘螨。尘螨喜欢生活在温暖潮湿的环境中，可通过降低室内相对湿度、保持室内卫生、经常清洗床上用品及空调滤网，以减少室内尘埃、霉菌、尘螨等。

（3）常用盐水洗鼻，以清洁鼻部过敏原。

（4）常按摩鼻旁迎香、足三里等穴位。

（5）若食入组过敏原检测发现有食物过敏，视过敏的严重程度采取少吃或不吃的策略。少吃或尽量不吃冷冻食品，夏季鼻炎进食的补益之品可选党参、山药、大枣、核桃、西洋参、黄芪等。

中耳炎

天气炎热，人们喜欢游泳。游泳时一旦呛水，污水可通过鼻－鼻咽－咽鼓管而进入中耳腔，水中的细菌繁殖而导致中耳炎。或者感冒未愈时便去游泳，因为身体抵抗力降低，鼻腔中的细菌也易蔓延至中耳而引起中耳炎，出现耳痛、耳胀、耳鸣、听力下降等症状。

对策

（1）存在上呼吸道感染、鼻腔内病变（如鼻窦炎）、慢性中耳炎、鼓膜穿孔正在流脓的患者，暂时不宜游泳。

（2）游泳的时候应该戴上游泳专用的防水耳塞。

（3）呛水时，应用手指按住一侧鼻孔，将另一侧鼻腔内的分泌物擤出，以免擤鼻方法错误导致污水和细菌通过咽鼓管进入中耳腔，导致中耳炎。

（4）若本身有鼻窦炎的小儿，当出现耳痛、耳胀、耳鸣、听力下降等情况，更需留意，应及时到医院耳鼻喉科诊治。

炎炎夏日，耳、鼻、咽喉除容易发生扁桃体周围炎症、过敏性鼻炎及中耳炎以外，还容易患上鼻窦炎、鼻出血、突发性耳聋等疾病。因此保护好我们的耳、鼻、咽喉至关重要。

李云英

耳部疾病与忌口，您了解多少

很多朋友就诊时都会问医生一句："我有什么要忌口的吗？"说到忌口您了解多少呢？

什么是忌口

忌口，是指治病服药期间，忌食不该吃的东西，包括日常饮食禁忌和服药禁忌。一般来说，不同的疾病、不同体质的人都有不同的忌口要求。

忌口作为中医治病的一个特点，历来医家对此都十分重视。实践证明，不同食物的性能不同，对疾病的发生、发展和治疗都会产生一定的影响。

俗话说："吃药不忌口，坏了大夫手。"生活实践也表明，部分食物之间的搭配是有禁忌的，疾病期间注意忌口是有一定道理的。《黄帝内经》中提到"热退，不可即食，食者必复，勿令饱，饱则必复，复必重也。"这里的"热"与感染、传染有关。"食者必复"意思是感染疾病后不要吃得太饱，需少量进食，要吃得清淡，所以提倡在热病期间，少食多餐，忌食"发物"。老一辈人常说的"发物"，主要是指会让炎症加重的食物，包括姜、蒜、辣椒、酒等辛热之物，蛋、牛肉、虾、蟹、黄豆等高蛋白食物。

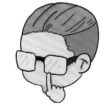

什么是"发物"？

耳部疾病需如何忌口

不同体质的忌口

中医学认为，因人的体质不同，忌口也是有区别的。属于湿热体质的患者应该忌食辛辣、湿热的食物，避免肥甘厚味、热性的食物，比如辣椒、葱、油炸食物等。虚寒体质的患者应忌苦寒、寒凉的食物，比如绿豆、苦瓜、竹笋、田螺等。忌口适宜，对疾病的治疗有非常大的辅助作用。

同时，我们还要知道每个人的体质都不一样，并且同一个人在不同时期，体质也是会变化的，您目前属于什么体质应该由临床医生来判断。

不同疾病性质的忌口

临床上有些疾病无须忌口，但有些疾病需要遵医嘱，严格控制饮食。例如，耳部的急性炎症，出现耳部疼痛、流脓等症状，就需要忌口；梅尼埃病患者需低盐饮食；而有些耳部疾病，如感音神经性聋等则无须特别忌口。

引起耳部疾病的原因很多，按照具体发病部位可以分为外耳疾病、中耳疾病和内耳或神经疾病 3 类。根据不同的发病性质，忌口的要求也会不同。

外耳、中耳疾病多为炎症性疾病，一般以红、肿、热、痛、脓为主要的临床表现，如外耳道疖肿、外耳道炎、分泌性中耳炎、化脓性中耳炎等疾病，常引起耳胀、耳痛、耳部流脓甚至全身发热等症状，当炎症尚未完全控制的时候，食用发物有可能会导致病情反复发作，甚至加重病情。所以耳部炎症性疾病医生一般会嘱咐日常饮食需要忌口。

（1）虾、蟹、牛肉、黄豆及黄豆类制品、花生、鸡蛋，均属于高蛋白食物，特别容易引起机体的过敏反应，从而加重炎症症状，或引起炎症的反复发作。

（2）辣椒、蒜、葱、姜、咖啡、芥末、胡椒等含有刺激性成分的食物和辛辣调制品，以及韭菜、芹菜等含挥发油多的蔬菜，在人体代谢过程中难以排泄出去，集聚体内，易使耳部黏膜充血、水肿，甚至糜烂，加重炎症。

（3）酒具有扩张血管的作用，在耳部炎症期间喝酒，容易导致炎症难以控制且易于扩散，耳疾不容易痊愈，并且容易复发。

（4）香烟含有一氧化碳、亚硝胺类、焦油等有毒物质，会干扰支配血管的神经功能，影响耳部血液循环，加重耳部充血，影响康复。

因此，耳部炎症性疾病在饮食禁忌方面需要多加注意。

服药期间的药、食禁忌

中医临床处方用药是非常强调配伍的，不同的配伍会起到增强药效或抑制药物之间不良反应的作用。此外，服药期间除了要注意药物与药物之间的相互影响，还要注意食物与药物之间的相互影响。

《调疾饮食辩》一书中云："病人饮食，藉以滋养胃气，宣行药力，故饮食得宜足为药饵之助，失宜则反与药饵为仇。"意思是饮食的主要作用是滋养胃气并帮助药力有效发挥，饮食恰当可以当作药饵，以助药力，若饮食不得当，则会影响药效的发挥，甚至起反作用。

　　古代文献中对服药期间的饮食禁忌有大量的记载：甘草、黄连、桔梗、乌梅忌猪肉；薄荷忌鳖肉；茯苓忌醋；鳖忌苋菜；鸡肉忌黄鳝；蜂蜜忌生葱；天门冬忌鲤鱼；荆芥忌鱼、蟹、河豚、驴肉；白术忌大蒜、桃、李等。

服中药期间饮食应注意什么

　　1. 少喝或不喝浓茶。因浓茶里鞣酸含量高，与中药同服会影响人体对药物中有效成分的吸收，服用中药期间应以喝白开水为主。

　　2. 服中药时，宜清淡饮食，尽量少吃或不吃辛辣刺激、油腻的食物。少吃豆类、肉类等不易消化的食物，特别对于小孩、老人，其脾胃弱、消化功能差，以免增加消化负担。

　　3. 若是实热性疾病，正在服用清内热中药的人，不宜跟葱、蒜、胡椒、羊肉、狗肉等热性食物一起吃；若是虚寒性疾病，正在服用温补类中药的人，不宜跟绿豆、萝卜等凉性食物一起吃，以免降低药物药性。

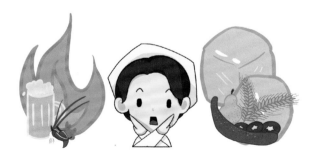

　　服中药期间，如果吃了功效相反的食物，疗效就会不理想或将起相反作用。《本草纲目》指出，萝卜生食升气，熟食降气；

服用人参大补元气，但若同时服用萝卜则会破气。一补一破，人参的滋补作用就会减弱。因此，人参、萝卜因各自的药理作用不同，不可同时服用。

服用中药的几点建议

1. 选择正确的服药时间。大多数药物宜在饭后服用，有滋补成分的中药，宜空腹服用；有安神成分的中药，宜在睡前1~2小时服用；无论药物的性质如何，都应在进食前后30~60分钟服用，可以避免中药成分对胃黏膜产生刺激。

2. 服中药前后1小时左右最好不要喝茶、咖啡、牛奶或豆浆，以免中药成分与茶的鞣酸、咖啡因及蛋白质等发生化学反应，影响疗效。

3. 如果服用中药后有不舒服或腹泻等现象，请停服汤药，及早就诊。

温馨提示

每个人的身体情况都不一样，不能一概而论。服用中药期间如需服用其他药物，或已在服用其他药物，需要告知您的医生，医生会根据您的体质和疾病性质情况，给予您适合的饮食医嘱。

李松键

耳鸣、耳聋煲汤有讲究，耳科专家来教您

喝什么汤，是大部分家庭每天都要考虑的问题，若家中有耳鸣、耳聋的患者，这个问题又变得不能随意了。

临床上耳鸣、耳聋的发生与很多因素有关，进行适当的药膳汤饮调护，可以增强体质、改善症状、提高疗效。下面推荐几款可用于感音神经性聋患者调理的药膳供大家参考，请大家根据自身情况选用或咨询医生后使用。

药膳疗法是什么

几千年来，药膳在防治疾病的过程中发挥了巨大的作用。药膳疗法取药物之性、食物之味，有食借药力、药助食威的保健功效，是我国自然疗法中独具特色的饮食疗法。

药膳的选择一般需要根据自身体质辨证情况，选用具有治疗作用的药食兼用之品，通过烹调制作成各种佳肴，美味的同时可以调理身体。

耳鸣、耳聋药膳选用的原则

可作为感音神经性聋饮食治疗的食物：乌鸡、胡子鲶（又名塘鲺）、乌鱼、羊肉、猪肉、黑芝麻、花生、黑木耳、姜、蜜

枣、黑豆、酒等。

1. 实证耳鸣、耳聋的药膳疗法，通常以活血通窍为主，避免过食补益、燥热、升阳之品。活血化瘀的药物或食物能改善血液循环、扩张血管，改善血液黏稠度，利于耳部小血管的微循环。可选用的药物或食物有三七、丹参、毛冬青、黑木耳、韭菜、磨盘草、红葡萄酒、黄酒等。

2. 虚证耳鸣、耳聋的药膳疗法，通常以补益肝、脾、肾和气血为主，一般不宜进食寒凉、生冷之品。可选用的药物或食物有黄芪、人参、杜仲、牛膝、巴戟天、桑椹子、黄精、熟地黄、山茱萸、枸杞子、当归、川芎、红景天、刺五加、大枣等。

耳鸣、耳聋药膳方

感音神经性聋，以下药膳方可在临床医生指导下使用。

三七煲乌鸡汤

【材料】三七15克，乌鸡100克，生姜5片，蜜枣3枚，清水2 000毫升，文火煲至200毫升，饮汤。

【功效】对改善感音神经性聋，或伴头痛、头晕、手脚麻木、胸闷、心悸的患者较合适。

磨盘草煲瘦肉汤

【材料】磨盘草30克，猪瘦肉250克，生姜5片，蜜枣3枚，加清水1 500毫升，文火煲至250毫升，调味饮汤。

【功效】磨盘草疏风清热、升清降浊，既能开窍也能活血，对治疗各种外感病引起的耳鸣、耳聋、耳胀、耳痛，或急性的耳鸣、耳聋等较合适。孕妇慎服。

党参枸杞羊肉汤

【材料】党参 30 克，枸杞子 20 克，山茱萸 20 克，杜仲 15 克 / 巴戟天 20 克，羊肉 100 克，加清水 1 000 毫升，文火煲至 250 毫升，饮汤吃羊肉。

【功效】对治疗脾肾亏虚的感音神经性聋，有动则气促、肢倦、神疲乏力、腰膝酸软等症状的患者较合适。

五指毛桃当归汤

【材料】五指毛桃 60 克，当归 30 克，猪瘦肉 250 克，生姜 3 片，加清水 1 000 毫升，文火煲至 250 毫升，饮汤。

【功效】功能补益气血。适用于气血亏虚的耳鸣、耳聋、面色㿠白、头晕目眩的患者。

乌豆煲塘鲺 / 乌鱼汤

【材料】乌豆 50 克，塘鲺 / 乌鱼 200 克，生姜 5 片，红枣 3 枚，清水 1 000 毫升，加盐、油调味，文火煲至 250 毫升，饮汤。

【功效】对治疗肝肾不足的感音神经性聋患者较合适。

莲子核桃粥

【材料】莲子肉 30 克，核桃 30 克，红枣 10 枚，粳米 250 克，加水常法煮粥服食。

【功效】能益精气、健脾胃、聪耳目，可改善末梢血液循环，从而治疗脾肾不足的感音神经性聋，改善头晕目眩、失眠多梦等症状。

温馨提示

○ ○ ○ ○ ○ ○ ○ ○ ○ ○ ○ ○ ○ ○ ○

药膳虽好，但不能替代临床治疗，应根据个人体质的不同，选择适合自己的药膳。如果您想要了解自己的体质，可寻求中医医生的帮助。

黄银爱

警惕！耳鸣、耳聋、眩晕，可能是使用这些耳毒性药物引起的

前几天，70多岁的李阿婆走进耳鼻喉诊室。"医生，我最近一周听力下降好厉害，还有耳鸣，我患有尿毒症多年，近日因牙痛吃了红霉素之后耳聋更明显了。"经仔细询问病史，听力检查为双耳重度感音神经性聋。医生告诉阿婆，她的听力下降可能是药物性耳聋。阿婆疑惑不解，为什么药物会导致耳聋呢？

什么是药物性耳聋

药物性耳聋又称为药物中毒性耳聋，是指药物应用过程中或应用后或长期接触某些化学制剂后，损害了第8对脑神经（位听神经），出现了耳鸣、耳聋、眩晕、平衡失调等的中毒症状。这种损伤可导致临时或者永久的听力缺失，或会加重已经存在的感音性听觉损失。

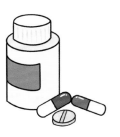

药物性耳聋的诊断依据

（1）多有耳毒性药物应用史。

（2）用药后双耳听力下降或突然耳聋，可伴有不同程度的耳鸣。

（3）听力检查有不同程度的听力损失，以感音神经性聋为多，亦可能为混合型耳聋。

近年来，虽然一些常用的耳毒性药物如链霉素、庆大霉素等已为人们所认知，但新的耳毒性药物不断增加以及联合用药的广泛应用，导致药物性耳聋患者仍有不断增加的趋势。据统计，药物性耳聋是导致儿童感音神经性聋的主要原因之一，故人们应高度警惕！

目前临床上已知的耳毒性药物

（1）氨基糖苷类抗生素：链霉素、庆大霉素、卡那霉素、小诺米星、新霉素、托布霉素、林可霉素、表柔比星等。

（2）非氨基糖苷类抗生素：氯霉素、紫霉素、红霉素、万古霉素、卷曲霉素、春雷霉素、利维霉素、巴龙霉素、尼泰霉素、妥布霉素、多黏菌素 B 等。

（3）水杨酸制剂：阿司匹林、保泰松等。

（4）利尿剂：呋塞米、依他尼酸、汞撒利等。

（5）抗肿瘤药物：顺铂、2- 硝基咪唑、长春新碱、氮芥、博来霉素、氨甲嘌呤等。

（6）中药：乌头碱、重金属盐（汞、铅、砷等）。

（7）局部麻醉药：利多卡因、丁卡因等，也有致聋风险。

（8）吸入性有害气体：氨基苯、硝基苯、甲醇、二硫化碳、二氧化硫、二氧化碳、四氧化碳、一氧化碳等。

（9）其他：奎宁、卡铂、氯奎、普萘洛尔、肼苯达嗪、胰岛素、碘酒、氯己定等。

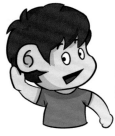

药物性耳聋有什么表现

耳毒性药物致聋与药物种类、用药剂量、用药时间及途径、内耳的药物浓度、药物排泄速度、遗传等因素有关。症状可能出现在用药过程中，也可发生于停药数日、数周甚至数月后。

症状表现为耳鸣、听力下降。听力损害通常呈双侧对称性，也可以是单侧的。以高频听力损失开始，逐渐向低频扩展，少数人会继续恶化，甚至全聋。耳鸣常为耳中毒的前驱症状，或与耳聋同时出现，耳鸣多经久不息，或可伴有头痛、头晕、呕吐等症状。

早期轻度中毒者，经积极治疗，听力可部分恢复；对于中毒时间较久的耳聋、耳鸣，治疗较困难。

如何预防药物性耳聋的发生

预防药物性耳聋的关键是合理使用耳毒性药物。

1. 有用药致聋史或家族史的患者，应避免使用这些药物。

2. 避免联合或连续应用多种耳毒性药物，需联合用药时应掌握其指征，防止滥用。既往使用耳毒性药物或听力有损失者应慎用，防止蓄积中毒。

3. 65 岁以上老人、孕妇、6 岁以下幼儿应避免或不使用链霉素、庆大霉素等耳毒性药物。

4. 合并肝肾功能不全、营养不良、糖尿病、感音神经性聋、噪声性聋者应慎用耳毒性药物。

5. 应用耳毒性药物时可使用维生素 B_1、维生素 B_2 或抗过敏药等保护内耳功能。

6. 用药过程中，一旦出现高音调耳鸣、耳胀、耳聋、眩晕、恶心等中毒的症状迹象，应及时停药并到医院检查和治疗。

7. 饮食上宜多吃富含维生素 A、维生素 B 族的食物和含锌、铁、钙丰富的食物，少吃高盐、高脂肪、低纤维素类食品。

李云英

耳鸣难治？
不妨试试这个奇妙的声音疗法

70 岁的王阿姨是一位深受耳鸣困扰的患者，耳朵里"嗡嗡"的声音最近 1 个月严重地影响了她的睡眠。这已经是她第 5 次来听"声音"了。"医生，我又来听'声音'了。之前我听了两次'声音'之后，耳鸣完全消失了一天半，但是今早出门买菜，听到嘈杂的声音后感觉不舒服，害怕耳鸣又出现，想来多听几次'声音'巩固一下效果。"

耳鸣如何治疗

由原发性疾病引起的耳鸣，如高血压、糖尿病、中耳炎、梅尼埃病、听神经瘤、鼻咽癌等疾病引起的耳鸣，积极治疗原发病之后，一般耳鸣会随之好转。

如果是没有具体病症引起的耳鸣，则可以对症使用中、西药治疗，同时辅以习服疗法、声音掩蔽疗法、针灸、耳穴注射、耳穴压豆、做耳鸣康复保健操等方法。虽然耳鸣治疗手法多样，但是很可惜临床上至今仍未有任何一种疗法能达到 100% 的疗效。

美国发布的《耳鸣临床应用指南》中指出，耳鸣治疗可采用声音掩蔽疗法。

每天都会有许多的耳鸣患者来医院听功能室行声音掩蔽疗法治疗耳鸣。声音掩蔽疗法是一种怎样的治疗方法呢？下面给大家介绍一下。

什么是声音掩蔽疗法

声音掩蔽疗法是通过选择与耳鸣声的类型、频率和响度相匹配的特定声音作为掩蔽声，在医生的指导下聆听一定时长的掩蔽声，以达到抑制耳鸣或缓解耳鸣症状的目的。

声音掩蔽疗法的主要机制为患耳经长期掩蔽治疗后，通过掩蔽声刺激，可以兴奋大脑皮质和皮质下的意识部和潜意识部，从而直接或间接抑制自主神经的活动，起到抑制耳鸣的作用。

应该选择听什么声音呢

声音掩蔽疗法的类型有很多，如纯音、噪声、风声、雨声、海浪声、虫鸣声等。不少患者会说："这些海浪声、树叶声不就是生活中的常见声音吗？我能不能自己上网找一些类似的声音听呢？"

实际上，我们选择治疗的声音是根据每个人耳鸣的具体情况，选择与耳鸣音调、响度相匹配的特制外界声（如风声、雨声、潮汐声、鸟鸣声、虫鸣声等类似自然的合成音效）作为掩蔽治疗声，这些声音虽然类似于自然界的声音，但都是合成的，每组声音均包含特定的频率特性。因此，不仅能起到掩蔽治疗的效果，还能帮助患者放松，以增加舒适度和提高疗效；每一种合成的自然声都有不同的适用范围。

是不是所有的耳鸣都适合这种疗法

耳鸣掩蔽疗法只对大部分的主观性耳鸣患者有治疗效果。

主观性耳鸣是指在外界没有声音刺激以及振动的情况下，仅本人能听到的声响，不包括血管搏动性耳鸣、咽鼓管异常开放或肌肉痉挛性耳鸣等客观性耳鸣。小部分主观性耳鸣患者在匹配过程中，如果发现费德曼掩蔽曲线难以选择掩蔽声的分型，也可能代表该患者不合适进行掩蔽疗法。所以耳鸣患者需要在医生的指导下，制订合适的治疗方案。

为什么我听了几次没效果

耳鸣是一种复杂的病症，每个人耳鸣的原因和症状都是不一样的。目前，治疗耳鸣的手段非常多，但是仍没有一种治疗手段的治疗效果可以达到百分之百治愈。我们在治疗期间都会关注患者耳鸣的变化，适当调整治疗方案，疗程及疗效因人而异。

我们也常提醒患者，即使患有耳鸣也不要太过紧张，治疗时积极配合医生，要有信心和耐心，早日战胜耳鸣。

李松键

耳鸣非小病！爱护耳朵要重视

　　这几年王阿姨的两只耳朵经常嗡嗡响，白天热闹的时候不留意还可以忽略，但是一到晚上临睡前就觉得耳朵里的声音越来越清晰，吵到睡不着觉，时间一长，王阿姨的睡眠质量每况愈下，白天没精神、疲倦，注意力很难集中，并开始胡思乱想。王阿姨的老伴儿非常担忧，拽着她上医院看医生。经过详细检查，发现王阿姨的内耳功能开始衰退，医生诊断为耳鸣。王阿姨在医生的指导下进行了 2 个月的规范治疗，耳鸣症状已经好转大半，人也重新变得开朗起来。

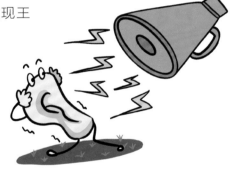

什么是耳鸣

　　日常生活中，很多人会突然出现无缘无故听到声音的现象，有人说像机器轰鸣声，有人说像蝉鸣声，有人说像电流声，这些声音有的间歇，有的持续，这到底是怎么回事呢？

　　如果觉得耳朵里或者颅脑里出现声音，但外界并无相应的声源，这种情况就是耳鸣，颅脑里的鸣响叫颅鸣。耳鸣的出现一般是疲劳、休息不好或者是某种疾病的警示，耳鸣可以是独立的疾病，也可以是其他疾病的伴随症状。

耳鸣的原因

产生耳鸣的原因有很多，甚至可以说和全身上下各个器官都有一定的相关性。可以发生在各个年龄段，现代人工作压力大、生活节奏快、熬夜，令耳鸣的发病率有所提高。据统计，大约有10% 的人都出现过耳鸣的症状。

引起耳鸣的常见原因如下。

（1）外因：如头部外伤、爆震、噪声等可导致耳鸣。

（2）耳部原发性疾病：如外耳道阻塞性疾病、中耳炎、突发性耳聋、梅尼埃病、听神经瘤等。

（3）耳毒性药物的损害：临床上，许多药物都有可能引起耳毒性反应而导致产生耳鸣，如多种抗生素、抗肿瘤药、中枢神经系统兴奋药、喹啉类药物、口服避孕药等。

（4）全身性多种疾病：如高脂血症、糖尿病、严重的肝肾疾病、免疫性疾病、营养不良、贫血以及心脑血管疾病（如高血压、脑动脉硬化）等。

（5）精神心理因素：如突然强烈的精神刺激可引起耳鸣。

此外，我们还需注意，耳鸣也有可能是由鼻咽癌引起的症状。

小耳鸣也会有大问题

对于没有原发病因引发的耳鸣，临床上就诊断为耳鸣；对于有原发疾病引起的耳鸣则必须要诊断原发疾病。对于反复发作的耳鸣同时伴眩晕或头晕的患者，一定要排查颅脑占位性疾病，包括听神经瘤、脑膜瘤、垂体瘤等。对于单侧耳鸣，并且久治不愈，一定要做电子鼻咽镜排查鼻咽癌，因为我们的鼻和耳由一条咽鼓管连接，如果是鼻咽的肿瘤，则会堵塞咽鼓管的一侧，从而导致中耳炎，耳鸣往往是鼻咽癌最早出现的症状。

中医辨耳鸣，要看虚与实

中医认为，耳鸣的致病原因主要包括虚证和实证。

实证最常见的是风、火、痰、瘀，致耳部经脉瘀阻而引起耳鸣。

虚证最常见的原因是肾虚、气血亏虚，使耳部脉络失养，而导致耳鸣。临床上，老年性的耳鸣，一般是虚证居多。

总的来说，一般急性的耳鸣多数属于实证，而如果是持续的、出现时间很长的或间歇性耳鸣，一般是虚证居多。

治疗耳鸣有办法

耳鸣虽然不是严重的疾病，却会对患者造成很大的困扰，如耳鸣声音很高、很尖，可能会导致患者很烦躁；晚上睡觉的时候不断觉得周围好像有虫鸣或者电流的声音，严重影响患者的睡眠。

当出现耳鸣的症状，首先不要紧张，放松心情，注意休息，调整睡眠，同时还可以做一些耳部的保健操。如果通过这些保健手法，几天后耳鸣的情况还没有消失，就要到医院检查，由医生诊断和治疗。

爱护耳朵，日常保健要注意

首先要注意远离噪声，现在年轻人都喜欢戴耳机或者去一些环境嘈杂的地方，这些都会对耳神经有刺激，会导致耳鸣的发生。

1. 注意休息，不要熬夜和晚睡。

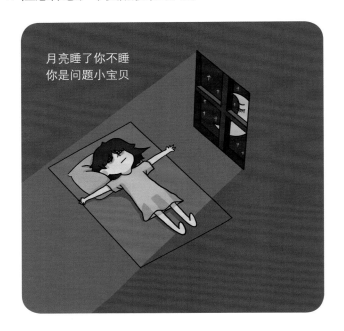

2. 饮食上要以清淡为主。

3. 除了中药或者中成药口服外，还可以配合声信息治疗、针刺、艾灸、穴位注射、按摩、沐足和坚持做一些耳部的保健操。

李松键

面对耳鸣，有人惶恐，有人大意

一位 28 岁的小伙子来听功能室做检查，一脸疑惑地问医护人员："医生，我只是耳鸣，没有其他不舒服，觉得听力也很好呀！为什么门诊医生还要我做听力检查？"

出现耳鸣，有人惶恐，有人大意

耳鸣是自觉耳中或颅脑鸣响，但外界并没有相应的声源，颅脑鸣响又称颅鸣。目前耳鸣的发病率很高，不同年龄层次的人群均有出现，有报告指出，10% 以上的人都有过耳鸣的经历。耳鸣症状的个体差异非常大，有些人是单耳发作，有些人是双耳发作，有些人是整个头颅鸣响；有些耳鸣是短暂发作，一过性的，持续时间不长，有些耳鸣是持续发作，声音嘈杂，甚至影响听力。而耳鸣声音的类型也千差万别，有蝉鸣声，有流水声，有机器轰鸣声，有嗡嗡声……

出现的耳鸣症状，有人认为身边很多朋友都有耳鸣，耳鸣很正常，只要听力不受影响就不用管了，也有的人因为耳鸣的出现，感到惶恐、焦虑，甚至影响睡眠、工作和社交。从临床的角度来说，耳鸣的确诊很复杂，耳鸣既可以作为一种疾病的诊断，又可以作为某些疾病的伴随症状，它的致病因素非常多，它的发生可能跟全身各个系统都有密切关系。

因此，当出现耳鸣症状的时候，千万不可大意，首先需要排除是否因重大疾病导致耳鸣的发生，耳鼻喉科还需要排除引起耳鸣的疾病包括中耳炎、鼻咽癌、突发性耳聋、梅尼埃病、听神经瘤等。原发疾病导致的耳鸣以积极治疗原发疾病为主，如果没有具体原发疾病，在临床上直接诊断为耳鸣，康复的办法有很多种。

不简单的听力检查！
听力检查不单只检查听力

对临床医生来说，听力检查不仅仅是测试听力这么简单，更多的是需要了解耳朵的功能和帮助临床判断耳部疾病的发病部位、性质和程度。部分患者发作期长、高调的耳鸣常常会伴有高频听力下降，而高频听力下降是很难自我发现的，所以，这就是为什么出现耳鸣需要做全面的听力检查了。

目前，医院开展的听力检查项目有 20 余项，每个项目的检查目的、检查方法和检查用时均有很大差异。单一项目的检查报告往往很难给临床医生提供有效的诊断依据，医生需要根据患者的病情和具体情况，结合主观、客观检查项目进行组合听力测试，再对报告进行全面分析、诊断和评估病情，从而制订具体的治疗方案。

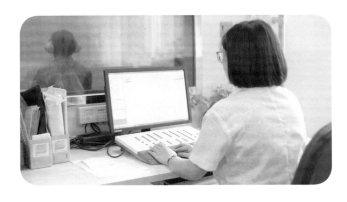

如何选择听力检查？
专业的事情交给专业的人来做

如何选择听力检查项目？这需要由专科医生决定！临床上为了排除不同发病部位、不同发病性质的疾病，需要根据患者的具体情况，选择不同的耳科检查项目，其中电耳镜、纯音听阈测定和声导抗测定是必要的检查，进行组合听力测试项目选择和结合其他非听力检测项目综合判断。例如，部分鼻咽癌患者早期会出现耳鸣症状，往往就需要在进行听力检查的同时加做鼻咽镜检查；需要确诊耳源性眩晕的患者则需要加做前庭功能方面的检查；一些特定部位的影像学检查，例如计算机断层扫描术（CT）和磁共振成像（MRI）等，也是协助诊断的常用检查项目。

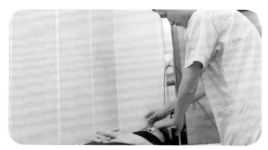

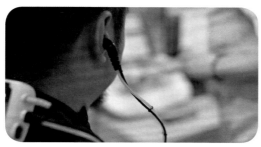

临床听功能检查

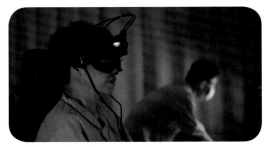

临床听功能检查（续）

小故事

　　半年前，我们接诊了一位耳鸣已有 4 年的女性患者，她之前一直在其他医院就诊，做过基本的纯音听阈测试和声导抗测试，也服用了很多药物，但是效果不明显。最近 1 年，她感觉耳鸣逐渐加重，有时候耳鸣响声很大，影响她和别人交谈，甚至偶尔出现短暂的眩晕症状，十分苦恼。

　　在朋友的建议下，她来到医院找医生诊治。医生仔细地查看了她之前的病历和检查报告后，告诉她："从耳鸣的治疗来说，您之前的治疗方案都是很规范的，初步的纯音听阈检查只有轻微的高频听力损失，声导抗检查也正常，这种情况基本不会影响您和别人交流，但是您现在出现了耳鸣加重，并且听别人讲话有障碍，甚至有眩晕的症状，我建议您完善一下其他的检查项目再进行诊治。"

　　患者一开始非常抗拒，理由是之前反复检查的报告都没有明显的差异，她认为不需要再重复检查了。后来在医生的坚持下，她答应补充一个听性脑干反应检查。报告出来后显示是异常的，随后再加做一个内听道 MRI，最后确诊是听神经瘤！而这位患者的耳鸣发作与听神经瘤有很大的相关性，医生建议患者择期手术以解决根本问题。

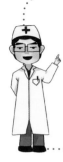

名中医提醒您

　　各种听力检查是相辅相成的，单一的听力检查往往很难对疾病做出精确诊断，不利于疾病的诊断和治疗方案的确定，通常需要根据患者的具体情况进行组合听力测试，综合分析，提高耳部疾病的检出率和确诊率，便于早发现、早干预和早治疗。

李嘉琪

知否，耳朵也会衰老！
耳衰老仅是因为肾虚吗

70岁的张爷爷最近和家人、朋友说话经常答非所问，看电视时音量开得很大，张爷爷的儿女和老伴儿都劝他到医院检查一下，张爷爷不以为然，还理直气壮地反问："你们现在是嫌弃我年纪大了，觉得我不中用了吧！"家人只好不再规劝。直到有一天，张爷爷一个人去市场买菜，过马路的时候一辆小车从身后驶过来，差点撞上张爷爷，旁边的路人好心拉了他一把，告诉他："大爷，后面的车响了很久的喇叭，您怎么还往前冲啊？"张爷爷觉得莫名其妙，想了很久，自己并没有听到喇叭声。后来，张爷爷到医院进行诊治，经过详细检查后被诊断为老年性聋，是因听觉器官的退化所致。

马什么梅？
什么冬梅？
……

耳朵也会老吗？对，耳朵也会衰老

60岁以上的人群没有具体原因的听力下降，即诊断为老年性聋，是耳朵在听力方面的功能衰退现象，基本上符合人体新陈代谢规律。这种退化没有明显的年龄界限，退化过程个体间差异大，快慢不一，终身不停，而且随着年龄越大老化越快，最终表现为听力减退。老年性聋较为普遍，特别是在高龄老年人中尤为明显。也称为"重听"。

老年性聋都是因为肾虚吗

我们的耳朵分为三大部分，分别是外耳（包括外耳郭、外耳道），中耳（包括鼓膜、听小骨）和内耳（包括耳蜗、前庭），各个部位的病变均有可能导致听力下降。老年性听力下降主要体现在高频听力的缺失，性质主要为感音神经性，其病变部位主要是在内耳。从中医角度来说，脾、肝、肾等脏器的亏损都会导致老年性聋的发生。因此，并不是所有的听力下降都是单纯的肾虚。

老年性聋是不是不用诊治

老年性聋未确诊之前，应该先排除其他重大原因引起的耳聋，特别是短期内发生的听力下降，也有可能是突发性耳聋、梅尼埃病、脑血管疾病等原因引起的，部分耳聋越早进行诊断治疗，治愈的机会越大。如果确诊是老年性聋，虽然无法提高听力，但是也要积极预防听力的继续下降和借助辅助设备如助听器，改善生活质量。

如何发现老年性听力损失

如果出现以下情况，就要注意有听力损失的可能性。

1. 习惯将头转向讲话者一侧，同时为了能够听清别人的讲话而身体向前倾。

2. 由于患有耳聋，所以经常听错别人所说的话。

3. 听得见声音，但是却听不清楚别人讲话的内容是什么，在嘈杂环境更明显。

4. 经常要求别人重复说过的话，还不时发出"啊"的声音，易引起别人误会。

5. 经常将电视音量开得过大。

老年性耳聋能预防吗

大部分的耳鸣、耳聋是可以预防和控制的。

1. 平时要有爱耳、护耳的意识，尽量远离噪声，避免使用有耳毒性的药物，禁止近亲结婚。

2. 要养成规律的生活作息习惯，勤锻炼，保持良好的心理状态。

3. 老年人要积极控制高血压、糖尿病、高血脂等基础疾病。建议每天进行耳部保健操，耳部保健操适用于各个年龄层次的人群，长此以往可促进头颈部的血液循环，是非常好的耳部养生保健方法。

老年性聋的饮食调护

健康的饮食方式是预防和护理老年性聋的重要部分。

老年人在日常饮食中可以多吃富含氨基酸和维生素 B、维生素 D、铁、锌等元素的食物，并且应注意限制脂肪的摄入，多补充富含蛋白质、维生素类的食物。有报告表明，缺锌是导致老年性聋的一个重要原因。多食含锌食物和多吃鱼类，可以达到防治老年性耳聋、耳鸣的目的。

总的来说，耳聋、耳鸣患者饮食宜清淡，不宜进食过度辛辣燥热的食物，忌饮酒、戒烟，如果伴有中耳炎等炎症性疾病，则不宜进食发物，如虾、蟹、蛋、黄豆、鸡、牛肉。

孔　喆

中年女性感觉耳鸣、听力下降，竟是这种神经瘤引起的

　　耳鼻喉科门诊接诊了一位主诉"左耳耳鸣伴听力下降1周"的中年女性患者。患者近期无感冒史，无耳痛、流脓。经听力检查提示，患者左耳感音神经性听力下降，内耳磁共振检查结果为"听神经瘤"。

　　听神经瘤是耳鼻喉科肿瘤中较多发的一种良性肿瘤，但因为它生长在颅脑深处，处理起来比较棘手。

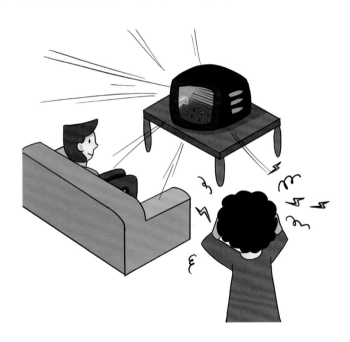

什么是听神经瘤

听神经瘤大多是来自前庭神经鞘膜上的肿瘤，它深藏在内耳与大脑连接的通道内，部分深入颅内，占颅内肿瘤的8%～10%，占桥小脑角（颅脑的一部分）肿瘤的80%～90%，好发于30～60岁的成人，以女性多见，多为单侧发病；肿瘤大小不等，小则3～5mm，大者可达7～8cm。

听神经瘤有什么症状

耳鸣、耳聋（感音神经性）、头晕目眩为本病最常见的早期症状。

早期听神经瘤体积较小时，可无明显症状。随肿瘤增大，压迫神经，患者表现为一侧渐进性加剧的耳鸣、耳聋。部分患者除了耳鸣，或可无任何其他症状。

中、晚期听神经瘤增长、扩大，除前述症状加重外，可因颅内压增高和肿瘤侵入颅内范围更广，出现面部感觉迟钝、角膜反射减退、面瘫、头痛、走路不稳等脑神经受损症状，或小脑功能障碍。

听神经瘤如何诊断

首发以耳鸣症状为主的患者多就诊于耳鼻喉科，这时医生需完善耳科的检查项目，如纯音听阈测试、声导抗测试、听性脑干诱发电位等检查，如有头晕症状，需进行前庭功能检查。

如上述检查结果异常，并提示可能是听神经瘤病变，应进一步行内耳 CT 或 MRI 影像学检查，CT 及 MRI 检查是临床听神经瘤诊断的主要依据，而 MRI 诊断更优于 CT。

有些患者会有疑问了，为什么医生不首先做一个MRI检查，就能直接诊断了呢？

这是因为MRI检查费用昂贵，一般医生都是先行普通听力筛查，如纯音听阈测试、声导抗检查、听性脑干反应（ABR）、言语测听；若有可疑情况，再进行MRI检查。

听神经瘤怎么治疗

目前，听神经瘤的治疗方式包括随访观察、伽马刀治疗、手术切除。

因为肿瘤生长位置深居颅内，周围紧挨重要血管、神经和脑组织，普通颅内或耳道手术可能会有并发症的发生，所以手术是对医生技巧和经验的极大挑战，也是摆在医生和患者面前的一道难题。

各种治疗方式均有相应的适应证。选择何种治疗手段，医生会综合考虑患者身体的一般状况、目前听力状况、肿瘤状况、手术风险等，以充分权衡、积极干预（采取手术或伽马刀治疗）与随访观察的利弊。

选择随访观察的患者，也必须定期复查听力、定期行MRI检查，以了解听力损失情况和肿瘤进展状况，适时调整治疗方案。

敲重点

临床上，如果出现进行性加重的一侧耳鸣或听力下降的情况，需及时就医，以明确诊断，排除听神经瘤。

王　露

原来戴耳机很有讲究

世界卫生组织（WHO）相关流行病学调查报告表示，世界上将近 50% 的 12 ~ 35 岁人群（约 11 亿年轻人）由于长时间和过度暴露于巨大声音（这些声音的来源包括通过个人音频设备收听音乐），而正在面临听力损失的风险。

WHO 总干事谭德塞博士声称："目前我们既然具备预防听力损失的技术和知识，就不应该再让这么多年轻人因使用个人音频设备而损伤他们的听力。他们必须明白，听力一旦损失，就不会再恢复。"

戴耳机也会影响听力

是的，不正确地戴耳机也会导致听力下降，而且这种听力下降是不可恢复的！很多年轻人平时都很喜欢戴着耳机听音乐，在嘈杂的环境中为了听得更清楚，他们不由自主地将耳机音量调得很大，殊不知时间长了就会对耳朵产生非常不好的影响，医学上将这种长期暴露在噪声环境中（包括戴耳机）所导致的听力损失称为噪声性听力损失。

如果要了解为什么戴耳机会影响听力，就要先简单了解我们是怎样听到声音的。

我们是怎样听到声音的

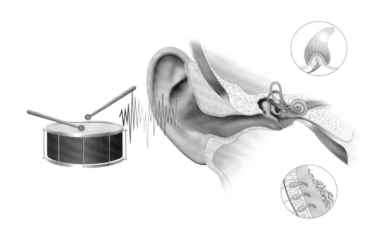

　　首先，声音被我们的耳郭与外耳道所收集并将其传递到鼓膜，在这个过程中，声音会引起鼓膜振动，这种振动会一起带动位于中耳的听小骨运动。然后，这种机械振动能传至耳蜗，而耳蜗中的毛细胞会负责把这种机械能转化为神经冲动，再由听神经将此神经冲动传递到大脑，最后被大脑所感知，就形成了我们听到的声音。

　　如果长时间不恰当地戴耳机，过大的音量或过长时间刺激耳朵，使得听觉器官长期兴奋，会损伤我们耳蜗中脆弱的毛细胞，毛细胞就再也无法帮我们把机械振动信号转换为神经冲动信号。同时，噪声环境容易使人烦躁、抑郁，甚至导致血压升高，影响内耳供血，听觉器官的功能受到影响，声音的传导受阻，造成听力下降，这种损伤一旦形成，就难以恢复，从而出现耳鸣甚至听力下降的症状。

正确戴耳机可以保护耳朵

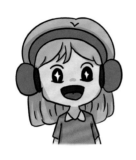

WHO 建议，佩戴耳机时，音量一般不要超过最大音量的 60%，当然，能调更低最好，避免过分刺激耳朵；每天佩戴耳机以不超过 60 分钟为宜，这是国际公认的"6060"原则。因此，我们应该尽量减少佩戴耳机的时间与降低音量，间歇性佩戴耳机，让我们的耳朵得到充分的休息。

尽量避免使用耳机长期通话，平时最好根据需要选择合适的耳机，如果所处环境嘈杂，可选择降噪耳机，对于需要长时间暴露在噪声环境下的工种，工作人员必须按照要求佩戴保护耳机，并且定期检查听力。重视听力检查要像重视血压检查一样，应该将常规听力检查纳入常规的体检项目，每年检查 1 次，以便及时发现隐匿性的听力下降和对比疾病发生前后的听力变化。

李广平

出现这些情况，建议尽早在医生的指导下规范治疗或佩戴助听器

小 A：爷爷，您吃饭了吗？

爷爷：小 A 啊，我刚才去散步了。

小 A：我是问您吃饭没有？

爷爷：啊？你问我洗澡没有？没呐！

小 A：……

很多人身边都有这样的老人，说话大声，经常需要您重复刚说的话，而且答非所问，或者无意中把电视的声音开得很大，自己却不觉得吵……

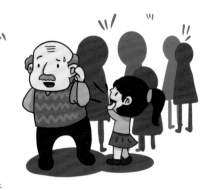

大部分人都觉得老人听力差一点是正常的，耳背似乎成了老年人的"专利"，甚至有些老人家听力已经到很差的程度了也仍不当一回事。老年人耳聋真的是必然的吗？

了解老年性聋

老年性聋，是指 60 岁以上的人群在没有其他诱因的情况下发生耳聋的症状，属于听觉器官功能衰退。患者听力会逐日下降，听力下降程度轻的时候不明显，安静的环境下正常对话没有

问题，嘈杂环境下多重复几次也能沟通，当听力下降到一定程度，安静环境下需要多次重复也很难辨识语言声，就会出现"鸡同鸭讲"的状况，在嘈杂环境中，即使和身边的人交流都有困难。

长期听不清会严重影响社交活动及引发心理问题

刚开始这样，家人还会耐心地大声讲话，随着老人家的听力越来越差，与他们沟通也越来越困难，甚至有可能会出现不愿意与老人沟通的现象，久而久之，许多老人越来越不愿意讲话，内心变得孤独。海伦·凯勒说过，"盲"隔绝了人和物，"聋"隔绝了人和人。听力的损失会极大程度地限制人的社会属性，引发心理问题。

美国的一项调查研究结果显示，有中度以上听力下降的人，日后患上阿尔茨海默病（老年痴呆）的概率，比听力正常的人高2倍以上。

严重的老年性聋患者需要给耳朵戴上"眼镜"

老年人轻中度的听力下降是可以通过药物、中医中药、针灸按摩、饮食调理等方法治疗，以延缓听力下降的速度、改善听力。如果经过治疗以后，效果不佳，且因听力下降影响了日常生活，在排除器质性的病变后，可以通过工具来补偿下降的听力，就像人老眼花了，得配老花眼镜一样。给耳朵佩戴的辅助装置就是助听器，助听器其实就是耳朵的"眼镜"。助听器的基本原理就像是一个小型扩音器，把原本的声音经过放大处理，使听力下降的人也能听到放大后的声音。近年来，助听器的性能越来越高级，能针对不同频率、不同下降程度进行调配，令佩戴助听器的人群可以适应不同场合，甚至可以满足特殊人群对声音的不同要求。例如，指挥家需要的音乐演奏厅环境，演员的音响环绕声环境，经常外出开会的会议场景，钢琴调琴师对音色和音准的高辨识度等。普通群众对声音的要求不高，戴助听器能满足日常交流、看电视、打电话等需求。

戴上助听器等于"认老"

临床医生建议患者验配助听器并不是根据年龄，而是根据听力下降的程度，佩戴助听器并不是老年人的专利，现在有许多年轻人因为各种原因，也有可能发生不可逆的听力下降，如果影响到工作和生活，也可以通过佩戴助听器来改善听力。甚至有的小孩因先天性的原因导致耳聋，也需要从出生开始佩戴助听器。

随着经济发展和生活水平的提高，越来越多的人也开始注重生活质量，听力下降严重时会导致生活质量下降，所以耳聋患者需要根据实际情况，听取医生的建议，考虑是否需要验配助听器。

助听器如何验配

助听器的验配比配眼镜要复杂得多，千万不要在网上购买，也不要在药店随便买一个助听器，这样的助听器效果一定不好。验配助听器是一个非常复杂的过程，需要在专业的验配师的帮助下，才能选配一个合适的助听器。

首先，是对助听器功能的选择。现在的助听器越来越智能，越来越先进，除了对声音进行放大处理这一基本功能外，还可以减小周围噪声，自动选择说话声音的方向，把需要听的声音放大，忽略不需要的声音等。

其次，是对外观的选择。部分人认为，越小的助听器价格越贵。其实并不是，助听器的价格主要是由它的功能和性能决定的。一个助听器的处理芯片越好，功能越丰富，它的价格当然也越高。不同的外观对助听器也有一定的影响，外观选好后，还要针对佩戴者耳朵里面的形状，特别定制一个只能是您佩戴的助听器外形——耳模，表示这个助听器只有您能用！而且是只有当时定制的那只耳朵可以用！

因此，专业的验配师会对您的听力情况，根据您的不同需求，还有您的经济条件，帮助您定制一款真正适合您的助听器。

温馨提示 ○ ○ ○ ○ ○ ○ ○ ○ ○ ○ ○

选完助听器还要经过一段时间的调试和适应，刚开始戴的时候肯定会有一些不适应，一些人戴上助听器后会觉得特别吵，那是因为您太久没有听到周围环境中的一些细微的声音，突然间听到后反而会觉得不适应，还有人会觉得听到的声音变了，这都是需要适应的，所以专业验配师会让您定期过来调试助听器。

看完这些之后，您是否觉得选配助听器并不是一件困难的事情呢？

为了听到这个世界美妙的声音，请语言沟通困难的耳聋患者给您的耳朵戴上"眼镜"吧！

陈　棕

鼻哥二三事

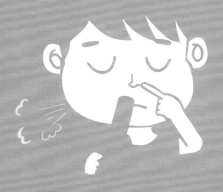

EB 病毒阳性就一定是鼻咽癌吗

一天，张先生焦急地拿着体检报告来到耳鼻喉科诊室，忧心忡忡，找到了医生："医生！我最近体检，发现 EB 病毒阳性，我可能得鼻咽癌了！希望赶快住院治疗！"

医生："先不要着急。您平时感觉有什么不舒服吗？"

张先生："好像没有什么不舒服，没流鼻血也没有头痛。"

医生："那最近有做过鼻咽部的检查吗？"

张先生："没有做过。"

在医生的建议下，张先生有针对性地完善了鼻咽部的相关检查，暂时排除了鼻咽癌的可能，医生叮嘱张先生要定期复查。张先生放心地笑了。

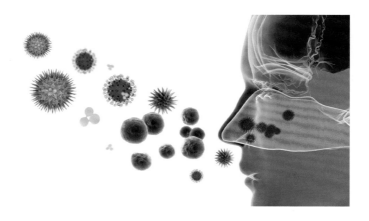

EB 病毒是什么

EB 病毒是一种疱疹病毒（人类疱疹病毒 4 型）。人是 EB 病毒感染的宿主，主要通过呼吸道传播，也可经输血传染。文献研究表明，3 ~ 5 岁幼儿中 90% 会发生无症状感染，且成人中 90%以上亦曾感染过 EB 病毒。EB 病毒急性感染过程，大约会有 4 ~ 7周的潜伏期，各脏器器官均可受累，并且临床表现不一。恢复期一般需 2 ~ 4 周，约有 50% 出现传染性单核细胞增多症，神经系统感染可导致病毒性脑膜炎、周围神经炎等疾病发生，呼吸系统感染病毒时可出现病毒性肺炎。潜伏性感染，通常无症状或症状轻微，并产生病毒抗体，与鼻咽癌的发生密切相关。研究显示，当细胞免疫能力降低时，导致感染 EB 病毒的概率会大大增加。

EB 病毒与鼻咽癌的关系

EB 病毒被国际癌症研究机构归为Ⅰ类致癌物质，可与人类多种疾病相关，如鼻咽癌、传染性单核细胞增多症、淋巴瘤等，而其感染与鼻咽癌的发病关系最为密切。EB 病毒感染是鼻咽癌发生的重要致癌因子，在鼻咽癌发展中是一个重要的危险因素，其致病机制尚不完全清楚。研究表明，大部分人在儿童时期均感染过 EB 病毒，但只有少部分人成年后会发生鼻咽癌。鼻咽癌是我国常见的恶性肿瘤之一，发病地区以广东、广西、湖南、江西、福建、海南和香港较多，其中广东省患病率居全国第一，故鼻咽癌又被称为"广东癌"。

全国鼻咽癌的死亡率占全部恶性肿瘤死亡率的 2.81%，排名第 8 位。

鼻咽癌的发病原因尚未完全明确，目前认为与 EB 病毒感染、环境因素及遗传因素有关。其中 EB 病毒感染是鼻咽癌重要的致病因子，参与鼻咽癌的多阶段、多因素的发生过程。因此有不少人对 EB 病毒阳性谈之色变。

EB 病毒阳性怎么办？我们常规体检的 EB 病毒包括 EB 病毒衣壳抗原 IgA 抗体（VCA-IgA）、EB 病毒核抗原 IgG 抗体（EBNA-IgA）、EB 病毒早期抗原 IgA 抗体（EA-IgA）等项目。

目前，EB 病毒检测对于辅助诊断鼻咽癌具有一定的临床意义，鼻咽癌患者血清中 VCA-IgA 和 EA-IgA 抗体的平均水平会显著高于正常人。有研究表明，EB 病毒检测结果阳性人群大概有 1.21% 会发生鼻咽癌，但是概率小不代表 0，在广东省这些鼻咽癌高发的地区，如果出现阳性，还是要重视起来。应在医生的指导下行鼻咽镜或者鼻咽部 CT 或 MRI 检查，以进一步排除鼻咽癌。如果 EB 病毒检测结果持续阳性，或指标持续升高，则为鼻咽癌的高危人群，不可轻视，应定期检查。

EB 病毒阳性还与其他什么疾病相关

除了鼻咽癌，EB 病毒还与淋巴细胞增殖性疾病如 Burkitt 淋巴瘤有关。有研究发现，多种儿童疾病与 EB 病毒有一定的相关性！

传染性单核细胞增多症（IM）是儿童 EB 病毒感染最常见的类型。其次，EB 病毒感染以累及其他系统的非典型表现存在，以上呼吸道感染、肺炎和支气管哮喘、过敏性紫癜、特发性血小板减少性紫癜、病毒性心肌炎、病毒性脑炎、病毒性肝炎为主。还有就是与川崎病、扁桃体炎和化脓性腮腺炎等疾病有相关性。

EB 病毒阳性可以转阴吗

EB 病毒阳性是有可能转阴性的。有人曾对广州地区 42 048

人的血清样本做过分析，有 60% 的成人血清阳性者在短期内可以转阴性，还有不到 40% 的成人血清阳性者持续一段时间以后转阴性。但是大约有 35% 的人一生里血清中的 EB 病毒转阴性后会再被激活 1～3 次，会再次出现阳性结果。

EB 病毒阴性就一定没事吗

并不是！虽然 EB 病毒结果呈阴性的人患上鼻咽癌的概率较小，但是因为个体差异的原因，还是会有患鼻咽癌的可能性，如果出现了耳鸣、耳堵塞感、鼻塞、涕中带血、头痛、颈部肿块这些症状时，特别是有鼻咽癌家族史者，即便 EB 病毒检查结果都呈阴性，也是有必要定期检查或进一步做其他的检查，以排除鼻咽癌的存在。

EB 病毒阳性可以预防吗

针对 EB 病毒感染暂时还缺乏统一、有效的治疗方案，主要是以对症治疗、中医药治疗和预防为主。

EB 病毒主要是通过与人的密切接触传播，接吻、家长亲吻儿童、口对口喂食等，都可能将病毒传染。

此外，免疫功能低下更容易感染 EB 病毒，也是决定以后是否发病的重要原因。

因此，提高保健意识，做好个人卫生，特别是教育儿童养成良好的卫生习惯，尽量不要去人多的公共场合，不要随地吐痰；同时要注意规律作息，增强免疫力，对降低 EB 病毒的感染率至关重要。

李松键

鼻子流血怎么办？
名中医推荐您正确的防治方法

入秋以来，天气干燥，门诊及急诊中流鼻血的患者明显增多，而很多人流鼻血时，都会很紧张，会下意识地往鼻子里塞卫生纸。

其实这是很不卫生的行为，也不能快速止血。

鼻出血的常见原因

鼻出血是耳鼻喉科较常见的急症，以秋冬季气候较干燥时多见，是由于鼻部血管破裂，其病因复杂，常见有局部和全身原因，具有突然、反复、来势急骤的特点，儿童、成人均可发病。

1. 局部原因

（1）鼻部炎症：如急性鼻炎、秋冬季干燥性鼻炎。天气干燥很容易损伤鼻部血管，导致流鼻血。

（2）鼻外伤：轻微的外伤，如擤鼻、掏鼻、鼻腔异物等常易发生鼻出血，较严重的外伤常可致鼻部大血管破裂，引起严重的鼻出血，甚至危及生命。

（3）鼻中隔偏曲：鼻中隔凸向鼻腔的那一面黏膜薄，或由于气流冲击，或因为掏鼻等不良习惯，损伤血管而导致出血。

（4）鼻腔、鼻咽的良性肿瘤：如血管瘤等。

（5）恶性肿瘤：鼻腔、鼻窦或鼻咽部恶性肿瘤。鼻出血常为早期症状之一，出血量一般不多，但常反复发作，晚期可破坏大血管，而引起致命性的大出血。

2. 全身原因

（1）高血压和动脉硬化：这类患者血管脆性增加，秋冬季节天气干燥、冷风直吹，血管更加容易破裂出血。

（2）血液系统疾病及其他原因：如血友病、长期服用抗凝药物、血小板减少、维生素 C 和维生素 K 缺乏等，上述原因导致凝血功能不好，易流鼻血。

鼻出血时如何正确止血

鼻出血的治疗宜"急则治其标"，以止血为先，并查找病因，对因治疗。

1. 当少量流鼻血时，可以压迫止血。用拇指或食指把患侧的鼻翼压向鼻中隔部，一般压迫 5～10 分钟可止血；或者可用冰块冷敷同侧颈部、前额、鼻子、脸颊和后颈部，血管遇冷收缩，血流会慢一些，可以减轻病情或者止血。

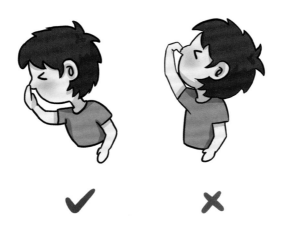

2. 也可用经消毒的柔软棉花填塞鼻孔。

若以上操作未能止血，或出血较为频繁，或大量出血时，需及时去正规医院就诊。医生会根据出血情况，行鼻镜、血压、血液或 CT、MRI 等检查，以明确出血的部位和原因，有针对性地选择行鼻部填塞止血或鼻镜下止血等对症处理和对因治疗。

温馨提示 ○ ○ ○ ○ ○ ○ ○ ○ ○ ○ ○ ○ ○ ○ ○ ○

鼻出血时，不能过高抬头，过高抬头容易使血流到咽喉部。

如果血液流到咽喉部要把血液吐出来，吞下则会刺激胃肠道，若误吸入气管则可能引起窒息。

如何预防鼻出血的发生

1. 改掉掏鼻、擤鼻的不良习惯，以避免损伤鼻部血管而诱发出血。

2. 风大的时候外出，最好戴上口罩，避免冷空气直接接触鼻子。

3. 尽量避免接触可诱发鼻黏膜干燥、结痂的各种因素，如刺激性气体、液体及气雾剂、油漆、粉尘等。

4. 老年人需控制好血压。高血压患者在秋冬季不要放松警惕，要注意把血压降到正常的范围。

5. 保持大便通畅，大便时用力容易导致血管破裂。

6. 儿童的鼻出血很有可能是鼻腔存在异物，往往伴有鼻臭、流脓涕、鼻塞，家长要注意询问孩子是否将异物塞入鼻子。

7. 鼻出血时不能太过紧张，保持放松有利于改善鼻出血。

8. 中医认为，鼻出血多由火热、温燥、虚火上炎所致，故不要吃燥热、刺激、辛辣、煎炸的食物。阴虚体质的人，冬秋季节需防干燥，饮食以清润、温补为原则，可适当进食一些清润的汤品，多喝水，多吃梨等润肺的水果。

可防治鼻出血的汤饮

茅根竹蔗马蹄汤

【材料】鲜茅根 100 ~ 200 克（干品 50 ~ 80 克），竹蔗 200 ~ 400 克，马蹄 300 克，煎水代茶饮。

【功效】治疗血热导致的出血，具有清热泻火、润燥生津、凉血止血的功效。

【注意】本方性寒凉，有胃病而身体虚寒者慎用。茅根以鲜用为好，马蹄用时连皮煮。

荠菜蜜枣汤

【材料】鲜荠菜 100 克（干品 30 克），蜜枣 5 ~ 6 枚，水 3 碗，煎至 1 碗。去渣饮汤。

【功效】治疗血热、阴虚导致的鼻出血，具有清热、养阴、生津的功效。

【注意】新鲜荠菜功效比干品好。

三七藕汁炖鸡蛋

【材料】生鸡蛋 1 个，去壳，放入碗中搅碎；加入藕汁 30 毫升（用新鲜藕节洗净、削皮，榨取藕汁）及三七粉 3 克，拌匀（可加少许冰糖或白糖调味），隔水炖熟服食。

【功效】用于治疗血瘀症的鼻出血，有活血、祛瘀、止血之效。

当归生地羊肉汤

【材料】当归、生地黄各 30 克，鲜羊肉 200 克切成小块，水适量，煮汤。加食盐调味，饮汤食羊肉。

【功效】治疗血虚症的鼻出血，有补血、活血、止血的功效。

李云英

提醒！鼻塞、头痛、流鼻血，可能是鼻中隔偏曲惹的祸

"医生，您看这 CT 报告上说我鼻中隔偏曲，我的鼻子没什么不舒服，鼻中隔怎么就偏曲了呢？是不是要马上做手术啊？有没有什么风险啊？"

作为耳鼻喉科的医生，不时会遇到有这方面困惑的患者。鼻中隔由于"藏"在鼻子里，平时难以窥得庐山真面目，鼻中隔偏曲更让人觉得神秘莫测。

鼻中隔身份大起底——一块很有特点的复合骨

鼻中隔位于鼻腔中间，是由骨（主要包括筛骨垂直板、犁骨、腭骨鼻嵴、上颌骨鼻嵴）与软骨及其被覆的黏膜组成的分隔左右鼻腔的复合体。如果将鼻腔比作一个大房间，那么鼻中隔就是一块将这个房间分为左右两个房间的"复合板"。

医学认为，鼻中隔可对外鼻和呼吸道起一定的支架作用。另外，鼻中隔两侧的下鼻甲会交替性充血，从而改变气流进入鼻腔的阻力，起到调节两侧鼻腔气流的作用，以促使我们在睡眠时反复翻身。

为何会出现鼻中隔偏曲

当鼻中隔偏离中线向一侧或两则弯曲或局部突起，医学上称为鼻中隔偏曲，由于在发育过程中这些骨与软骨生长速度不同，

因此大多数人的鼻中隔并没有理想中笔直，而会表现出一定程度的偏曲，并不会有任何不适。如果这种偏曲比较严重，就可能产生不适症状或引起鼻腔功能障碍。一般认为，导致鼻中隔偏曲的主要原因有 3 方面。

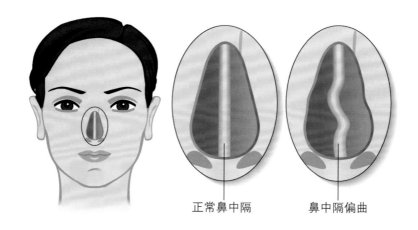

正常鼻中隔　　　　　　鼻中隔偏曲

（1）发育所致：人体在发育过程中，由于种种原因，骨和软骨的发育不均衡，而形成畸形或偏曲，或在鼻中隔各骨或骨与软骨之间的接缝处形成距状突或嵴突。腺样体肥大、自幼张口呼吸、硬腭高拱者的鼻中隔发育受限，也可发生鼻中隔偏曲。

（2）外伤所致：是本病的重要原因。多发生在儿童时期，成年后儿时的外伤史通常早已遗忘。当时因鼻中隔的各个组成部分发育未全，故不明显，随年龄增长逐渐发展成为鼻中隔偏曲，成人也可因外伤造成鼻中隔偏曲或鼻中隔软骨脱位。

（3）鼻腔、鼻窦的占位性病变：一些生长较为缓慢的鼻腔或鼻窦肿瘤，如骨化纤维瘤、鼻息肉等，其他如鼻窦囊肿等，生长得比较大时，可挤压鼻中隔，导致鼻中隔偏曲变形。

鼻中隔偏曲会有什么症状

1. **鼻塞**　是鼻中隔偏曲最常见的症状，因为偏曲将导致两侧鼻腔的阻力及气流流速发生变化，患者可能感到偏曲的那一侧鼻塞，而鼻腔对侧的未偏曲侧可出现下鼻甲的代偿性肥大，从而导致两侧均发生鼻塞，也有患者可表现为交替性鼻塞。

2. **鼻出血**　由于发生偏曲的鼻中隔黏膜薄弱，局部张力较大，且气流形式发生变化，容易导致偏曲处黏膜干燥、糜烂而发生出血。

3. **头痛**　部分患者可因为鼻中隔偏曲接触、挤压下鼻甲而出现鼻源性头痛。

鼻中隔偏曲怎么破

单纯的鼻中隔偏曲若没有任何不适是不需要治疗的，但如果出现了诸如上述的鼻部不适症状，就要寻求耳鼻喉科医生的帮助并进行规范治疗。

医生通常在充分了解病史的同时，借助鼻镜、鼻窦 CT 等检查来评估是否需要进行手术以矫正偏曲的鼻中隔。此外，医生若考虑偏曲的鼻中隔影响鼻腔鼻窦的通气引流，或由于鼻中隔偏曲影响一些鼻腔鼻窦手术视野暴露时，也会考虑行鼻中隔矫正术。但对 18 岁以下的未成年患者行鼻中隔偏曲手术时，需要谨慎评估。

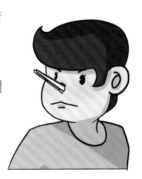

关于鼻中隔偏曲的矫正手术，您需要知道这些

目前，针对鼻中隔偏曲，主要以手术治疗为主，但一部分人一听到手术就会产生抗拒心理，加上几年前炒得沸沸扬扬的"空鼻症"话题，更是让不少有手术指征的患者望而却步。但也有人手术意愿很强烈，是因为其误将鼻中隔偏曲矫正术当成外鼻的整形手术。

做不做手术，首先要评估病情，有症状才要治疗。有些患者鼻中隔偏曲属于骨性偏曲，这种矫正比较简单，矫正手术效果很好；但有些患者是因鼻腔黏膜增生、增厚形成凸起，除非极大地影响了鼻腔功能，这类患者一般不将手术作为首选方案。因此，在术前一定要积极配合医生进行检查，判断偏曲的位置和原因后再做决定。鼻中隔矫正手术不可能都做得绝对笔直，医生考虑的关键点是因鼻中隔偏曲引起的症状是否得到改善。同时，如鼻腔、鼻窦有其他疾病存在，如鼻窦炎、过敏性鼻炎等，术后仍需配合药物治疗。

其次，鼻中隔偏曲矫正手术是在鼻腔内进行的微创手术，不是外鼻的整形手术，也与空鼻症无关。目前，单纯的鼻中隔偏曲矫正手术技术上已成熟，也不会对鼻腔功能造成损伤，术后恢复也很快。虽然手术可能出现出血、血肿、脓肿、穿孔、顺应性鼻梁塌陷等风险和并发症，但总体而言，并发症发生的概率是比较低的。

李　凯

闻不到气味是小事吗？
不！您要知道这些原因

日常生活中，闻不到气味，我们往往以为是由于鼻炎或者感冒引起的，而常常忽视。但是您知道吗？嗅觉下降还有可能是其他疾病或重大疾病发出的危险信号。国内外均有报道，嗅觉下降也可能是新型冠状病毒肺炎患者的症状之一。因此，嗅觉的改变需要引起我们的重视。

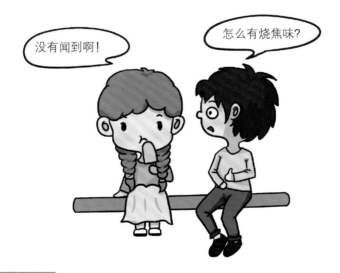

没有闻到啊！

怎么有烧焦味？

真实案例

74岁的赵奶奶平时身体很健康，外出读书的孙女回来后，发现奶奶的嗅觉失灵了，家里人都说不是大事，孙女坚持带奶奶去医院检查，发现是鼻息肉和鼻窦炎导致嗅觉失灵。医生夸赵奶奶的孙女观察仔细，使赵奶奶的疾病能得到及时的治疗。下面，让我们来了解一下有关嗅觉的那些事。

嗅觉是如何产生的

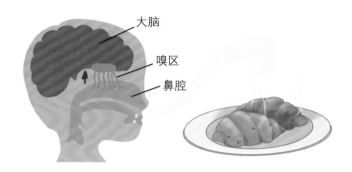

外界有气味的物质挥发，通过呼吸，到达鼻腔内的嗅区（嗅黏膜），当这里的嗅觉细胞受到这些挥发性物质的刺激就会产生神经冲动，冲动沿嗅神经传入大脑的嗅觉中枢，而产生嗅觉。

因此，如果气味到达不了嗅区，或嗅区黏膜发生病变，或嗅觉神经损坏，甚至大脑嗅觉中枢出现问题，都会引起嗅觉障碍。

导致嗅觉障碍的原因

临床上嗅觉障碍，又分为嗅觉减退、嗅觉丧失和幻嗅。根据病变的部位，有传导性的，也有神经性的。

1. **鼻阻塞性失嗅**　最常见的是炎症性疾病及嗅区黏膜上皮化生。如急性鼻炎（感冒）、慢性鼻炎、鼻窦炎或鼻息肉、鼻内肿瘤等，这些病变阻塞鼻腔，使气体不能到达嗅区黏膜，而引起嗅觉下降。

此外，鼻黏膜慢性炎症也可导致嗅区黏膜上皮化生，导致渐进性嗅觉减退，如萎缩性鼻炎。

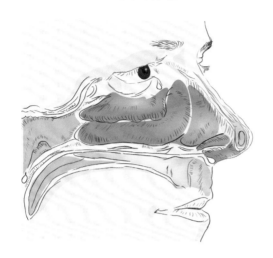

2. 嗅觉神经损伤　多由于病毒感染和过敏反应，如嗅神经炎、化学气体损伤等可能引起嗅觉下降。

此外，头部损伤、鼻部手术或肿瘤也会造成嗅觉神经的损伤。

3. 颅内疾病　如颅底骨折及颅底肿瘤压迫嗅觉中枢神经系统，也会导致嗅觉下降。

4. 某些中枢神经疾病　如阿尔茨海默病以及中枢神经系统疾病等，可出现嗅神经萎缩而引起双侧嗅觉减退，这些疾病在影像学检查中常有脑萎缩的表现。

有报道称，新型冠状病毒肺炎患者出现的嗅觉下降可能是由于新型冠状病毒导致鼻腔黏膜炎症破坏嗅觉功能而致。

如何诊断嗅觉障碍

如果察觉到自己对气味不如以前敏感，比如家人都能闻到蔬菜放久发霉的味道，自己却没有闻到，就要警惕了。

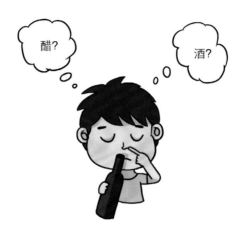

除了这些偶尔的察觉，我们也可以不时地进行自我检测。简便方法：闭眼，压住一侧鼻孔，请家人或者朋友拿有特殊气味的物质（如樟脑丸、香水、食醋等）让自己分辨，并说出是何种东西。如果发现自己嗅觉下降了，建议及时找专业的耳鼻喉科医生诊治及相应的专科医生会诊。专业的医生会根据患者的临床表现、伴随症状、鼻镜检查和鼻部、颅脑的 CT 或 MRI 等检查，以明确嗅觉减退的原因。

嗅觉障碍的治疗方法

目前，临床上还没有治疗嗅觉障碍的特效药物，主要是针对病因进行治疗。传导性的嗅觉障碍有可能治愈，神经性的嗅觉障碍治疗困难。

如果是鼻腔或鼻窦炎症性疾病堵塞导致的嗅觉失灵，可用鼻喷激素、口服抗组胺药物和神经营养药物进行对症治疗，待鼻腔通气良好后，嗅觉会改善或恢复。如果是严重的鼻窦炎、鼻息肉或鼻腔肿瘤，应行手术切除。

如因精神因素引起的嗅觉异常，需到耳鼻喉科和心理科就诊，以明确诊断及治疗。

脑外伤致嗅中枢或嗅丝断裂导致的嗅觉失灵，可给予营养神经的药物进行治疗，如神经节苷脂、鼠神经生长因子、甲钴胺等，但恢复较为困难。

预防鼻部疾病

要预防嗅觉障碍，鼻部的保健和鼻部疾病的预防很重要。日常生活中，我们除了规律作息、适当运动，以增强体质、预防感冒以外，还可以经常进行鼻部按摩。

1. **按揉迎香**　以双手中指或食指来回按摩迎香（在鼻翼外侧鼻唇沟凹陷中），按摩迎香有助于局部血液循环，预防鼻部疾病。

2. **按揉印堂**　双手食指按压印堂（两眉头中点），然后沿眉骨下方向外推到太阳。此处有通鼻明目的作用。

3. **按揉睛明**　双手食指旋转按揉（内眼角稍上，轻轻按压有一凹陷处，即为睛明），此处可缓解鼻塞、流涕症状。

李云英

小儿鼻腔异物，
不可小觑

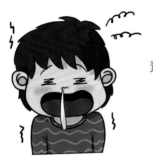

几天前，一位年轻母亲带着 4 岁的儿子走进耳鼻喉诊室，询问医生："医生，孩子反复左侧鼻塞、流涕，已经持续一个多月了，之前社区诊断为鼻窦炎，开了抗生素服用后没有好转，这几天脓涕更多了，有时还涕中带血。"经鼻镜检查，在鼻镜下见左中鼻道黄色异物，取出竟然是一粒黄豆。

在临床上，像小男孩这样因流脓涕诊断为鼻窦炎，却总也治不好，最后到耳鼻喉科就诊，经鼻镜检查为鼻腔异物的病例并不少见。

常见的鼻腔异物有哪些

鼻腔异物系指外物误入鼻腔内，并留于鼻腔。

本病多见于小儿，儿童玩耍时易将异物塞入鼻腔内而导致鼻腔异物。

常见的鼻腔异物类型如下。

（1）非生物类异物：如纸卷、纽扣、小玩具、橡皮塞、石块、玻璃珠、棉球、铁钉、碎

鼻孔虽然小也会进东西

布、弹片等。

（2）植物类异物：如果核、花生、豆粒、果壳、植物茎叶等。

（3）动物类异物：如昆虫、水蛭、蛔虫、蛆、毛滴虫等。

如何诊断鼻腔异物

因异物种类、大小、形状、所在部位、刺激性强弱及存留时间的不同，患者有不同的症状。

多有一侧鼻塞，鼻涕带血含脓，且有臭味。如异物细小、光滑，刺激性小，短期内可无症状。较大的或植物性异物，膨胀后可将鼻腔完全堵塞，日久影响鼻窦的正常引流，可并发鼻窦炎，致使流脓涕、头痛等。

幼儿鼻腔异物可导致全身症状，表现为营养不良、发育不良和消瘦。

长期的鼻腔异物可并发下鼻甲坏死、鼻中隔穿孔、鼻窦炎或形成鼻石。

临床上，可通过鼻镜检查查明异物的有无、存留的具体部位，同时可判定异物与周围组织的关系。对于部位深而难以确诊的异物，可借助鼻窦 X 线检查或 CT 检查以明确诊断。

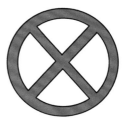

不能把异物
放入鼻内

不同异物的处理方式不同

尽早取出异物是本病最根本的治疗原则。应根据异物的性质、形态、大小及存留的位置，采取适当的取出方法。

1. 小而圆滑的异物　可用异物钩自异物后方往前从前鼻孔钩出。切忌用镊子等夹取，否则有可能使异物越夹越深，甚至自后鼻孔掉入下呼吸道而引起窒息。扁而不光滑的异物，可在前鼻镜下直接钳取。

2. 较大的异物　估计从前鼻孔取出困难者，应取仰卧低头位，将异物推入后鼻孔，再经口腔取出。

3. 水蛭、昆虫等活体异物　可于鼻腔中滴入 1% 丁卡因，使之麻醉或死亡后再行钳取。

4. 患者不能配合，异物取出困难者　可考虑在全身麻醉下取出异物。

5. 异物取出后，根据鼻腔局部情况给予以下治疗

（1）鼻腔局部应用血管收缩剂和鼻用糖皮质激素，以改善鼻腔鼻窦通气引流。

（2）鼻黏膜有坏死、肉芽形成时，应予以清除。

（3）合并明显感染者，应全身及局部应用抗生素。

如何预防鼻腔异物的发生

1. 本病多发生于小儿。家长需看护好孩子，对幼童进行爱鼻教育，告知将异物塞进鼻腔后的危险，禁止玩耍时将笔、玩具等物品塞入鼻腔，并嘱咐幼童万一在鼻腔中塞入了异物应立即告诉大人，尽快到医院取出。

2. 如果儿童鼻窦炎总治不好，特别是一侧的鼻子流脓涕，或鼻中有异味、鼻涕带血丝、鼻出血，要到耳鼻喉专科进行检查，以排除鼻腔异物导致的鼻窦炎。

3. 若儿童有异物入鼻史或患者出现以上症状，应尽快至耳鼻喉科就诊，切不可自行取异物，防止异物越夹越深，甚至自后鼻孔掉入下呼吸道而引起窒息。

李云英

过敏性鼻炎：
六年患者新增一个亿！
省名中医说要这样防治

过敏性鼻炎，也称变应性鼻炎（简称AR），具有鼻痒、阵发性喷嚏、鼻塞、流清涕四大特征，是一种过敏性疾病，曾被认为是 21 世纪的"流行病"。

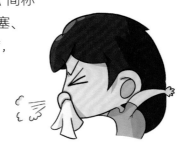

据最新的流行病学调查，过敏性鼻炎的患病率在中国人群中显著上升，六年新增一亿，其发病率之高，疾病负担之严重，使防控形势严峻。

那么，过敏性鼻炎的病因有哪些

本病常见的原因：一是过敏体质，或者有过敏性家族史；二是接触过敏原。

（1）吸入性过敏原：花粉、草木、尘螨等。

（2）食入性过敏原：虾、蟹、牛奶及部分水果等。

（3）接触性过敏原：宠物、玩具、猫狗皮毛屑、油漆等。

过敏性鼻炎处理不当或可引发过敏性哮喘、结膜炎、咽喉炎、鼻窦炎等并发症。

目前指南推荐的治疗过敏性鼻炎的方法

《变应性鼻炎的诊断和治疗指南》（2015 年，天津）推荐本病的主要治疗方法是避免过敏原、化学药物治疗、免疫治疗、中医药治疗、手术治疗和健康教育等。

1. **化学药物治疗**　包括鼻部或全身使用糖皮质激素，口服和局部应用抗组胺药、抗白三烯药、肥大细胞膜稳定剂、减充血剂、抗胆碱药。但以上药物都可能有一些不良反应，且不能缓解全部症状或从根本上治疗本病。

2. **免疫治疗**　是迄今为止认为可能根治过敏性鼻炎的方法。但免疫治疗因疗程较长（2～3年）、费用较高，患者依从性较低，有些患者效果不理想。同时免疫治疗存在全身不良反应的风险。

3. **手术治疗**　包括下鼻甲成形术、副交感神经切断术。合并鼻中隔偏曲者可行鼻中隔偏曲矫正术。手术为本病的辅助治疗方法，可在一定程度上减轻过敏性鼻炎发作时的程度，但不能完全控制。

中医药防治过敏性鼻炎有较好的疗效

目前中医药治疗过敏性鼻炎的手段有内服中药汤剂或中成药，并配合中医的外治方法。

中医认为，过敏性鼻炎主要是由于肺、脾、肾亏虚，腠理疏松，风邪异气乘虚侵入，导致肺失宣降、津液凝滞，进而出现鼻塞、喷嚏、流清涕等症状。

中医在治疗上通常以益气固表、补肺、健脾、温肾为治疗大法。常用的方剂有苍耳子散、玉屏风散、补中益气汤、小青龙汤、桂枝汤、金匮肾气丸、辛夷清肺饮等，临床上根据不同证型辨证施治，以达到增强机体抵抗力、祛风散邪的目的。

中医治疗过敏性鼻炎的外治方法很多。主要包括中药鼻腔冲洗、滴鼻、熏蒸、雾化吸入、针刺、艾灸（天灸）、穴位贴敷、耳穴压豆、穴位注射、穴位埋线、按摩推拿等方法。可根据患者的情况，配合选用。

如何预防过敏性鼻炎的发生

避开过敏原，外出可以戴口罩避免接触过敏原。注意气候变化，注意保暖，加强体育锻炼，增强体质。保持室内、室外环境清洁，减少室内的尘埃、霉菌、蟑螂等。

1. 日常保健法

（1）盐水洗鼻好处多：可清洁鼻腔黏膜的过敏原，也可以洗去鼻孔内所存污垢，使呼吸通畅；能增强鼻孔及整个上呼吸道对外界寒冷空气的适应能力，无形中构筑了一道抵御冷空气侵袭的屏障，有利于疾病的预防和治疗；盐水有消炎作用。

（2）做鼻操：用拇指和食指掐住鼻梁，上下依次揉搓，或按压迎香、搓鼻旁，可改善鼻黏膜血液循环，缓解鼻部不适症状。鼻部的保健操对本病的防治也有较好的疗效。

2. 饮食调理

若食入过敏原检测发现有食物过敏，视过敏的严重程度应少吃或不吃可导致过敏的食物。中医认为，过敏性鼻炎以虚寒居多，故饮食上应忌生冷寒凉，可以适当吃一些温补的食品。

患者对过敏性鼻炎应有较全面的了解，然后乐观面对，积极配合医生治疗，参加体育活动，保持身心愉悦。

过敏性鼻炎患者通过系统的治疗，加上日常的健康调理，是有可能逐步改变过敏体质、实现临床治愈的。

李云英

曝光"尘螨"！
引致过敏性鼻炎的罪魁祸首

夏秋交际，天气由热转凉，早晚温差大，空气湿度忽大忽小，耳鼻喉门诊接诊的过敏性鼻炎患者明显增多。

许多过敏性鼻炎患者，都会拿着过敏原检查的检验单问："医生，我检查出是尘螨过敏，这尘螨是什么东西？应该怎么避免呀？"

下面，我们就来好好了解一下，这种看不见、摸不着却折磨过敏性鼻炎人群的神秘微型生物——尘螨。

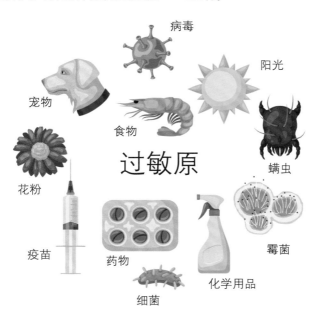

病毒

阳光

宠物

食物

螨虫

过敏原

花粉

霉菌

疫苗

药物

化学用品

细菌

尘螨是什么

尘螨是引起过敏性疾病的强过敏原。它是八条腿的节肢生物,大小在 100～500 微米,肉眼看不到。它喜欢生活在阴暗、潮湿、温暖的环境中,其生存温度为 20～30 ℃,湿度为 60%～80%。相对湿度 70%、温度 25 ℃左右是尘螨生存的最佳条件。

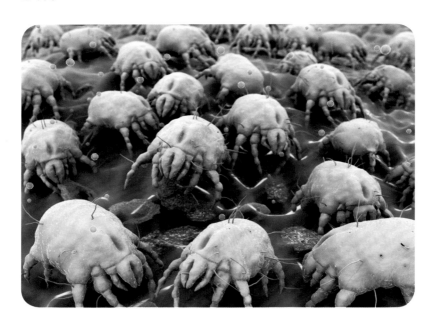

尘螨以人或动物的皮屑、指甲及毛发等为主要食物,多匿藏于床褥、枕头、地毯、衣服、毛绒玩具或家具。寿命一般为 10 周左右,全年繁殖。尘螨包括户尘螨和粉尘螨。

(1)户尘螨:主要在家庭卧室内的地毯、布料沙发、玩偶、被褥、窗帘、床垫和枕芯内滋生,以人体脱落的皮屑为食物。其排泄物和尸体是主要的过敏原。

（2）粉尘螨：可在家禽饲料、仓库尘埃中发现，也可栖息于房屋灰尘、地毯、充填式家具、空调滤网中。

尘螨过敏怎么办？如何预防

对于因尘螨过敏而导致的疾病，目前仍无理想的治疗方法。因此，对于个人来说，最重要的是搞好预防工作。

1. 做好个人卫生。勤洗澡、勤换衣，每天洗头也是控制尘螨过敏原的好方法。

2. 保持居室及工作场所通风、干燥。尘螨喜欢生活在温暖潮湿的环境中，可通过降低室内相对湿度，使之保持在 50%以下。

3. 使用包装套。用特殊的防螨材料包装床垫和枕头是减少暴露于尘螨过敏原的有效方法。包装材料由塑料、透气材料、很细的织物纤维或非织物合成材料构成，孔径小于或等于 20 微米可阻止所有尘螨通过。

4. 洗涤、晾晒床上用品。床单、枕套等每周用不低于 55℃热水浸泡 10 分钟即可杀死尘螨和去除绝大多数尘螨过敏原。温度大于 55℃维持 10 分钟，滚动干燥机可杀死所有尘螨。

5. 不使用地毯、厚重的窗帘和布艺沙发，不摆放花木，不饲养宠物。窗帘换为百叶窗，使用封闭式书架等可以减少对尘螨的暴露。

6. 每周真空吸尘 1 次，并经常更换吸尘器的袋。吸尘器的袋应是双层。建议使用带有空气过滤网的真空吸尘器。

7. 将软玩具和小件物品（如枕头和特殊衣物）冷冻至少 24 小时后再清洗，可杀死这些物品上的尘螨。

8. 夏季，每周清洗空调滤网。

9. 出门的时候尽量戴口罩，避免吸入尘螨，回家以后可以打开空气净化器。

温馨提示 ○ ○ ○ ○ ○ ○ ○ ○ ○ ○ ○ ○ ○ ○ ○ ○

　　尘螨是一种吸入性过敏原，采取以上措施可以有效减少周围环境中的尘螨浓度、降低疾病发作的概率，但不能彻底避免与尘螨的接触。因此，尘螨过敏患者要做好以上常规防护措施，如果症状不改善，还可以进行有针对性的脱敏治疗（免疫治疗）。

　　广东省医学会耳鼻咽喉科分会基础研究组多中心的最新研究指出：尘螨、酒精过敏的阳性率与当地人均 GDP 密切相关，说明伴随经济水平提高的城市化和现代化的生活方式改变（与大自然隔离、日常生活过于干净、饮食结构明显改变、体力劳动／锻炼明显缺乏等，使免疫系统缺乏锻炼而脆弱，共生微生物和菌群失调）导致免疫失衡，这可能是导致尘螨过敏阳性率增加的重要原因，呼吁大家应多接触大自然，增加纤维含量丰富的食物，适当体育锻炼，可以尝试应用中医理论调节自身阴阳，重塑免疫平衡。

李云英

夏秋交际，
小心花粉引起的过敏性鼻炎

每年到了夏秋交际的时节，过敏性鼻炎的患者都会明显增多。一方面，秋季由热转凉，早晚温差逐渐增大；另一方面，夏秋交际是许多草本植物的传粉时节，空气中飘浮着大量的粉絮，花粉浓度急剧攀升，尤其到了九十月份，花粉浓度会逐渐达到最高峰。抵抗力低或过敏体质的人群，很容易诱发过敏性鼻炎。

过敏性鼻炎分为常年性和季节性

1. **常年性过敏性鼻炎**　有症状的日子里，鼻痒、喷嚏、流清涕、鼻塞等症状每日累计达 0.5～1 小时，1 年内半数以上的日子有上述症状。过敏原以室内过敏原多见，如户尘螨、粉尘等。

2. **季节性过敏性鼻炎**　花粉是引发季节性过敏性鼻炎的最主要的原因，即通常所说的"花粉症"，近年其发病率有增长的趋势。

每年发病的季节基本一致，且与致敏花粉传粉期相符合；至少 2 年在同一季节发病。过敏原以室外变应原多见，如花粉、树木等。

有关文献报道，花粉症患者血清中的 IgE 含量会随季节而变，与气候、季节、天气等有密切联系。尤其是在致敏花粉传粉季节，患者的 IgE 含量明显增高，而季节过后，即能缓慢降低。

秋季为什么是过敏性鼻炎的高发期

研究人员研究发现，每年九十月是花粉症发病的高峰期。秋季花粉症发病率明显高于春季花粉症发病率。

在夏末秋初期间的花粉过敏主要来源于杂草类草本植物，例如狗尾草、蒿草等。由于秋季草本植物授粉期长，授粉期延续时间可长达 3～4 个月，杂草多在此时开花，花粉致敏性强，使人们产生过敏反应。

《美国变应性鼻炎诊疗指南（2015）》公布的流行病学数据显示，美国的过敏性鼻炎占门诊患病比例的 16%，每年医院门诊的花粉症患者多达 800 多万，美国的主要变应原为长草花粉、豚草花粉、尘螨。

如何区分感冒与花粉过敏性鼻炎

花粉致敏的变态反应性鼻炎是一种多发病与常见病，俗称花粉症鼻炎。其症状除鼻塞、鼻痒与阵发性连打喷嚏，流黏性或浆液性多量鼻涕及嗅觉减退外，常常伴有咽喉发痒、咳嗽、眼痒等症状。由于花粉过敏的症状与感冒非常类似，我们该如何区分花粉过敏和感冒呢？

过敏反应时，流鼻涕、打喷嚏的症状会相对集中，并多在一到两个小时内结束，反复发作。可能同时伴有眼睛、鼻子乃至全身发痒的症状，身上可能会有皮疹的表现。

感冒的鼻痒、喷嚏、流涕和鼻塞症状一般持续数天，若不治疗病情可逐渐加重，清涕转为脓涕，伴有怕冷、发热、咽痛等症状。有传染性，病程为 1～2 周。

如何预防花粉致敏的季节性过敏性鼻炎

《美国变应性鼻炎诊疗指南（2015）》指出，避免接触变应原或进行环境控制，如使用空气过滤装置、不饲养宠物、及时更换床单和使用除螨剂，为本病的主要预防方法。

季节性过敏性鼻炎的防治方法

1. 早期发现并尽可能避免过敏原。患者在出门前，要多关注气象部门发布的每日花粉指数，做好相关防护工作，可以戴口罩避免接触花粉等过敏原。

2. 要经常锻炼身体，劳逸结合，不熬夜，提高机体免疫力。秋天变凉，要及时添加衣服，小心着凉，尤其是护好头颈。

3. 如出现过敏症状，建议及时就医，合理用药。避免出现鼻窦炎、支气管哮喘等更为严重的疾病。

4. 每天清洗鼻腔。手捧清水或盐水（食盐和水按照 1 ：100 的比例），然后灌入鼻腔，重复 3 ~ 5 次。洗鼻可增强鼻腔的耐寒能力，同时滋润鼻腔黏膜，清洁鼻腔。

5. 做鼻操。用拇指和食指掐住鼻梁，上下依次揉搓，或按压迎香、晴明，可改善鼻黏膜的血液循环，缓解鼻部不适症状。

中医认为，秋季发作的过敏性鼻炎主要是由于肺脾气虚、腠理疏松，风寒之邪乘虚侵入，导致肺失宣降、津液凝滞，进而出现鼻塞、流清涕等症状。中医在治疗上通常以补肺、健脾为主。故饮食上应忌生冷，虚寒体质可以适当吃一些温补的食物。

下面推荐几款食疗汤饮，以供选择。

人参黄芪粥

【原料】人参 3 克，黄芪 5 克，粳米 100 克。

【制作方法】将人参打成粉或切片，黄芪切片，粳米淘净，一同放入砂锅内。加水适量，武火烧沸，后转文火煎熬至熟。

【适应证】有补肺健脾的作用，适用于变应性鼻炎、体虚易感冒、鼻流清涕者。

红枣苍耳猪鼻汤

【原料】红枣 10 枚，苍耳子 10 克，猪鼻 1 个。

【制作方法】同煮，喝汤。

【适应证】有补血通窍的作用，适用于过敏体质及鼻涕较稀者。

玉屏鸡汤

【原料】黄芪 60 克，白术 20 克，防风 20 克，家鸡 1 只（1 000 ~ 1 500 克）。

【制作方法】将上三味药纳入鸡腹中，如常法炖至熟，食鸡、喝汤。

【适应证】有补气固表的作用，适用于肺脾气虚的变应性鼻炎、鼻流清涕者。

辛夷煲鸡蛋

【原料】辛夷 10 枚，大枣 4 枚，熟鸡蛋 2 个。

【制作方法】先用水煮大枣、鸡蛋约 30 分钟，后下辛夷，再煲 10 ~ 15 分钟。喝茶、吃鸡蛋。

【适应证】用于急慢性鼻炎、鼻塞流涕者，有通鼻窍、止鼻涕的作用。

李云英

过敏性鼻炎，
您以为忍忍就会过去吗

有的鼻炎患者对鼻炎不以为意，认为不就是打喷嚏、流鼻涕、鼻子塞吗？反正都根治不了，忍忍就过去了。

的确，就目前国内外医学的现状而言，过敏性鼻炎尚无很好的根治办法。但对于过敏性鼻炎的患者来说，接受规范化药物治疗（对症），同时考虑脱敏治疗（对因），能实现长期缓解症状和控制病情的目的。过敏性鼻炎不仅仅是鼻部疾病，而且是变态反应性疾病在鼻部的表现，"城门失火，殃及池鱼"，若过敏性鼻炎未能得到很好的控制，容易引起一系列相关性症状或疾病。

相关性症状或疾病

1. **哮喘** "同一个气道，同一种疾病"，过敏性鼻炎与哮喘有着直接且密切的联系，前者先于后者发生，是后者的一个独立高危因素。有研究者指出，约 40% 的过敏性鼻炎患者可合并哮喘。同时，大量研究证实，无哮喘的过敏性鼻炎患者的下气道功能往往有明显的异常改变。临床上，哮喘患者往往需要同时治疗过敏性鼻炎。

2. **过敏性结膜炎** 鼻炎患者常常会有眼睛痒、流眼泪和眼睛红的症状，这可能是过敏性结膜炎导致的，除了结膜直接接触过敏原外，过敏性鼻炎是导致过敏性结膜炎的常见病因。

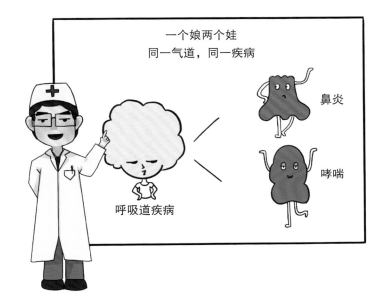

一个娘两个娃
同一气道，同一疾病

鼻炎

哮喘

呼吸道疾病

    我国的一份调查报告显示，过敏性鼻炎患者伴发过敏性结膜炎的比例为 32% ~ 59%。不少过敏性鼻炎患者都有过眼睛痒的经历，往往越痒越揉，越揉越痒，滴眼药水也好像缓解不了，严重影响学习、工作和生活。

    3. **分泌性中耳炎**   过敏性鼻炎是儿童分泌性中耳炎的发病相关因素之一。中耳炎的形成可能是由于血流量的增加和中耳气体缺失，同时，鼻咽部受病变影响进而发生水肿，使咽口狭窄、阻塞，造成咽鼓管功能失调不能补给气体，导致中耳产生渗出性液体。症状以耳部堵塞感、耳痛及听力下降为主要表现，以鼓膜充血，甚至中耳积液为主要特征。有研究表明，分泌性中耳炎是儿童的常见病与多发病，是引起儿童听力下降的常见原因之一。

    4. **鼻窦炎**   "近朱者赤，近墨者黑"，鼻腔、鼻窦内的黏膜结构相似且相互连接，患有过敏性鼻炎也容易引起鼻窦炎，甚至可能导致鼻息肉的形成。鼻窦炎的主要症状是鼻塞、流黏脓涕，还可伴有头面部胀痛、嗅觉下降等，治疗起来往往更为困难且容易复发。

5. 慢性咳嗽　过敏性鼻炎是慢性咳嗽的常见病因，因鼻窦炎等疾病引起分泌物倒流至鼻咽部、咽喉部，可直接或间接刺激咳嗽感受器。在过敏性鼻炎患者中，慢性上气道咳嗽综合征（也被称为鼻后滴漏综合征）和/或下气道的亚临床炎症改变都可能与更明显的传入神经末梢反应（咳嗽敏感性）有关。所以，每当咳嗽不止，排除了肺部等问题后，最好再到耳鼻喉科检查下鼻部的情况。

6. 睡眠呼吸暂停　高质量的睡眠是身心健康的基础。许多过敏性鼻炎患者都有睡眠呼吸暂停的困扰。睡眠呼吸暂停，俗称"打鼾"，是指睡觉时上气道塌陷、阻塞引起的呼吸暂停和通气不足，伴有打鼾、睡眠结构紊乱、频繁发生血氧饱和度下降、白天嗜睡等病症。呼吸暂停是指睡眠过程中口鼻呼吸气流完全停止达 10 秒以上。

过敏性鼻炎导致鼻腔气道阻力增加，进而出现呼吸暂停和低通气。鼻塞是鼻炎最常见和患者最受困扰的症状，也是鼻炎患者睡眠受损的主要原因，这也在一定程度上使得过敏性鼻炎患者觉得睡眠不足、精神难以集中。

7. 头痛　在对美国成人过敏性鼻炎患者研究中发现，37%的患者经受某种程度头痛的困扰，头痛被列为儿童和成人过敏性鼻炎患者最受困扰的症状之一。

除了上述的 7 个并发症外，过敏性鼻炎也可能并发鼻出血、皮疹、精神障碍等，并发的这些疾病控制起来往往要比单纯的过敏性鼻炎困难，因此一旦确诊过敏性鼻炎，应积极预防和进行规范的药物治疗，不能放任不管。

李　凯

鼻窦炎及早治疗可根除，切勿拖成持久战

随着天气转凉，感冒患者骤增，因感冒引起或天气变化导致的鼻炎、鼻窦炎患者亦相应增加。当鼻塞、流脓涕等鼻部症状持续超过 10 天以上，甚至出现了头痛、嗅觉下降时，很有可能是患上了鼻窦炎。

什么是鼻窦炎

人体鼻腔周围分布有四对鼻窦——上颌窦、筛窦、额窦和蝶窦。它们都是鼻部周围的骨性空腔，腔内分布的黏膜腺体，会分泌一定的黏液，黏液通过鼻窦的自然开口排出鼻腔，形成鼻涕。因此，鼻窦开口的通气引流通畅非常重要。当人患感冒后，窦口黏膜充血、水肿，黏液不能正常排出，进一步加重了炎症，从而出现黄色的稠浓鼻涕，患者擤鼻涕时会有擤不尽的感觉，这就是我们通常所说的鼻窦炎。

鼻窦炎是鼻腔黏膜和鼻窦黏膜的炎症，是具有鼻塞、流黏性或黏脓性鼻涕、头面部胀痛、嗅觉减退或丧失等症状的疾病。在我国，鼻窦炎发病数占耳鼻喉科就诊人数的 10% 左右，所有人群均易发生，低龄、年老体弱者更多见。近年来，儿童发病率有增加的趋势，且发病时局部及全身的症状较成人重。

鼻窦炎的发病原因

鼻窦炎的发病包括全身因素和局部因素两个方面。全身抵抗力降低，如营养不良、长期疲劳、受凉、受湿、烟酒过度、维生素缺乏、情绪忧郁、变态反应、内分泌疾病、贫血、糖尿病、上呼吸道感染或急性传染病等均可诱发本病。局部因素包括鼻腔或邻近器官的病变，鼻腔及鼻窦解剖结构的变化等。

本病一年四季皆可发病，秋冬两季气候寒冷时发病率明显升高。急性鼻窦炎治疗不彻底可发展为慢性鼻窦炎。

切勿让治疗鼻窦炎变成持久战

很多人会有一个误区，觉得鼻窦炎是永远都治不好的病。其实，绝大部分的鼻窦炎是可以治疗的，但须进行早期、规范的治疗，从根本上根除病变，切勿让治疗鼻窦炎变成持久战。

如果是轻度鼻窦炎或急性鼻窦炎，应该首选药物治疗。如规范用药 3 个月或半年后不见效，患者鼻塞、流鼻涕、头痛等没有明显缓解，可考虑手术治疗。

那么，如何判断药物治疗无效呢？

鼻窦 CT 是金标准，耳鼻喉科医生可以通过 CT 和患者的症状来判断患者是否需要手术治疗。

既往，传统的鼻窦炎手术，由于视野小，难以看清鼻腔的深部结构，无法将病变组织彻底切除，也就是影响鼻窦通气引流的根本因素未能完全解决，因此很多人不得不接受多次手术，甚至闻手术色变。鼻窦内窥镜微创手术的问世，则很好地解决了慢性鼻窦炎反复发作这一难题。所谓鼻窦内窥镜手术，就是利用一根细长的鼻窦内窥镜，深入鼻腔深部，通过电视屏幕，可以观察到鼻腔内细微的病变结构，切除引起窦口堵塞的病变组织，扩大鼻窦自然开口，开放引流，从而使鼻窦分泌物顺利排出鼻腔。

此外，患者还应重视衣食住行的调护，如勤添衣服、避风寒、预防感冒；禁食生冷、油炸食物，禁烟酒；多接触阳光，适量运动；避免接触冷空气、油烟等刺激性气体等。

鼻窦炎的预防很重要

中医认为"上医不治已病治未病"，人们不但要治病，更要防病。鼻是呼吸道的门户，与自然界相通，是防止致病微生物、粉尘等入侵人体的第一道防线，所以在平时日常生活中，应该保护好我们的鼻子，预防鼻窦炎的发生。

1. 纠正不良习惯。保护好鼻毛和鼻黏膜，改掉用手掏鼻、拔鼻毛、剪鼻毛等不良习惯。

2. 定时起居，劳逸结合，加强身体锻炼，增强体质。

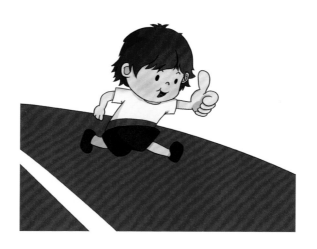

3. 注意环境卫生，避免粉尘、有毒物质的侵害。

4. 经常给自己的鼻子"洗洗澡"。早晨洗脸时，可用冷水清洗几次鼻子，以改善鼻黏膜的血液循环，增强鼻子对天气变化的适应能力，预防感冒。

5. 按摩迎香。以双手中指或食指来回按摩迎香（在鼻翼外缘的鼻唇沟凹陷处），按摩此穴有助于改善局部血液循环，预防鼻病。

6. 感冒后及时治疗，可以预防发展为鼻窦炎。

李云英

小儿"鼻涕虫"老甩不掉，多半是这种病惹的祸

　　3 岁的小曹是个活泼好动的男孩子，2 周前一场高烧之后，小曹圆嘟嘟的小脸都变尖了，更可怜的是，出现鼻塞、咳嗽和鼻子反反复复地流脓涕的症状一直不能明显缓解，特别是小曹的鼻涕，擦掉后过一段时间又有，打个喷嚏，一大条鼻涕掉出来，就像鼻孔外面挂着一条鼻涕虫。曹妈妈看到这条滑稽的鼻涕虫实在笑不出来，辗转求医，被告知小曹患上了小儿鼻窦炎。

小孩子也会得鼻窦炎

　　鼻窦又称鼻旁窦、副鼻窦，包括额窦、蝶窦、上颌窦、筛窦。成人的鼻窦隐蔽在鼻腔旁边，是多个含气的骨质腔。上颌窦位于鼻腔两旁、眼眶下面的上颌骨内；额窦在额骨内；筛窦位于鼻腔上部的两侧，由筛管内许多含气小腔组成；蝶窦在鼻腔后方的蝶骨内。这四组鼻窦均以小的开口与鼻腔相通。鼻窦的主要生理功能除了参与湿润和温暖吸入的空气外，还对人的脸部造型、支撑头颅内部、减轻头颅重量等方面起重要作用。而新生儿的上颌窦和筛窦极小，2 岁才开始发育，额窦和蝶窦 2～3 岁时开始出现，6 岁时才增大；各鼻窦到 12～13 岁时才发育完善。

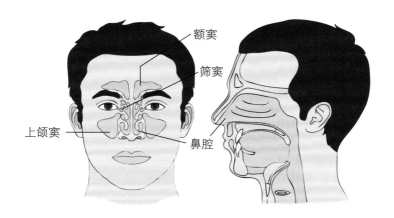

额窦

筛窦

上颌窦

鼻腔

鼻窦为何会发炎

鼻窦炎就是指鼻窦的炎症，其中医病名是鼻渊，是指鼻流浊涕，如泉下渗、量多不止为主要特征的鼻病。是鼻科常见病、多发病之一。亦有"脑漏""脑砂""脑崩""脑渊"之称。鼻渊有实证与虚证之分，实证多由外邪侵袭，导致肺、脾胃、肝胆的病变而发病；虚证多因肺脾气虚，邪毒久困，凝聚鼻窍而致。

由于小儿的特殊生理特点，决定了小儿患鼻窦炎的概率要比成人大！

小儿鼻窦炎最常见的原因包括两方面：一方面，小儿鼻窦窦口相对较大，病毒或细菌容易经窦口侵入鼻窦；另一方面，小儿自身抵抗能力较弱，易患感冒，上呼吸道感染和急性传染病（如麻疹、百日咳、猩红热和流行性感冒等）。有数据显示，如果小儿本身患有过敏性鼻炎，则约有 65% 会并发鼻窦炎。

小儿鼻窦炎的诊断难不难

鼻窦炎一般依据病史、症状、体征及检查就可以确诊，但是小儿鼻窦炎往往由于症状不明显，加上小儿自己不会诉说症状，并且在检查时不配合，因此在诊断方面还是有一定困难的。如果孩子患感冒1周以上，经治疗后鼻塞、流脓涕等症状未见减轻反而加重，通过前鼻孔可以看到鼻腔内蓄有大量脓涕，或者张大嘴巴可见喉咙后壁有脓鼻涕倒流等现象，则应考虑有鼻窦炎的可能。

必须强调

小儿鼻窦炎常常不是孤立的疾病，急性者常以上呼吸道感染的并发症出现，但症状和体征比"上呼吸道感染"更为严重；慢性者常伴有邻近器官的病变，如中耳炎、腺样体肥大、哮喘及支气管炎等，必须给予及时、规范的治疗！

陈文勇

感冒、鼻炎、支气管炎、哮喘接踵而至，如何守住鼻腔这道防线

除了颜值和内在兼备，鼻子还是个忠实的守护者。

我们的鼻子，在外可以增颜值，对内则具有呼吸和嗅觉功能。除此之外，鼻黏膜通过分泌一种清澈的黏液，用来维持鼻腔和鼻窦内部的湿度，吸附空气中的灰尘、致病微生物及过敏原。还通过纤毛有规律地摆动，把鼻腔、鼻窦的黏液送往鼻咽部，到达喉咙，最后吞入食管和胃，被分解掉。鼻子正是通过"黏液纤毛装置"，对吸入的空气起到加温、保湿和过滤等作用，而实现"守护"的功能。

近些年，一到冬天，北方地区常现"十面霾伏"，而广州则是"一日见四季"，南北地区都有不少人因此出现上呼吸道感染，鼻作为人体与外界空气接触的第一道防线，首当其冲。

如果这道防线崩溃，那么鼻炎、鼻窦炎、感冒、哮喘、支气管炎等有可能接踵而至。如何让这道防线固若金汤呢？经常给鼻洗洗澡是有效的方法。

洗鼻可以治鼻炎、防感冒、抗雾霾

当体质下降，受到天气干燥或冷空气的刺激；或者受过敏原、污染物的影响；或因病毒、细菌的入侵使"黏液纤毛装置"的运转超出正常负荷时，就有可能引起各类鼻炎、鼻窦炎。

如雾霾中的灰尘、有机碳氢化合物及一些酸性物质等颗粒，

由于直径极小，能直接进入并黏附在呼吸道黏膜上，且难以排出。致病微生物及过敏原会附着在污染物颗粒上，进入鼻腔后影响纤毛的运动，破坏"黏液纤毛装置"的正常运行，从而引发鼻腔、鼻窦炎症或哮喘的发作，或加重慢性阻塞性肺病的病情。

感冒时，致病微生物侵犯人体首先要通过鼻子，这些微生物进入鼻腔后，可潜伏在鼻腔分泌物中达数天之久，伺机发病。

因此，当鼻子不舒服或者在感冒流行季节、处于空气污染环境时，建议洗洗鼻子。通过鼻腔冲洗，及时清除鼻腔中的有害物质，恢复鼻子的最佳防护状态。鼻腔冲洗是一种简单、安全、经济、有效的方法。

小小洗鼻，学问不少

1. 可以选择鼻用生理盐水或生理性海水作为洗鼻液冲洗鼻腔，很多医院也有配制好的专用鼻腔冲洗液。同时，根据季节和个人适应性的不同。可将温度控制在 28 ~ 33℃。

不建议用加碘的食用盐水进行鼻腔冲洗。因为加碘的食用盐水与鼻腔黏膜的酸碱浓度不一样，可能会对鼻腔黏膜造成刺激，使鼻腔出现刺痛感或干燥感。

2. 作为日常保健，鼻腔冲洗可以在一天中的任何时间进行。比如暴露在污染环境中，或与感冒的人密切接触后，可以随时进行鼻腔冲洗，按需使用。

如果是为了鼻腔保健，可以每周洗鼻 2 ~ 3 次即可。而鼻炎、鼻窦炎或鼻窦手术后等患者，建议每天洗鼻 1~2 次，分泌物多时可以适当增加次数。

鼻腔冲洗器的正确打开姿势

鼻腔冲洗器有很多种，如果购买，应选择正规厂家生产的、操作简单的冲洗器，有手动的也有电动脉冲的。冲洗器不同，冲洗方法也有所不同。

但 6 岁以下儿童不适合使用鼻腔冲洗器，因为小孩配合不好，而且鼻窦和咽鼓管还没有发育完全，鼻腔冲洗容易增加患鼻窦炎、中耳炎的风险，故推荐选择生理盐水或生理性海水喷雾，也可以达到不错的效果。

下面，介绍手动鼻腔冲洗器及生理性海水喷雾的正确操作方法。

1. **手动鼻腔冲洗器的洗鼻姿势**　一般采用上身向前倾斜，头稍偏向一侧，微微张口，用口平稳呼吸；将冲洗器橄榄头塞入偏高一侧的鼻孔，同侧手持橄榄头，反之亦然；轻捏瓶体或气压球，将冲洗液由一侧鼻孔冲进鼻腔和鼻窦，绕经鼻咽部，再由另一侧鼻腔或口中流出；两个鼻孔交替冲洗。

2. **生理性海水喷雾的洗鼻姿势**　用右手将鼻喷剂的喷头放进左侧鼻孔前，喷头朝向自己外眼角方向，反之亦然。由于鼻腔的内侧壁是鼻中隔，所以不要将喷头朝向内侧壁，避免喷在鼻中隔上。鼻腔外侧壁的黏膜血管丰富，吸收更好，刺激性最小。

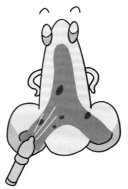

鼻腔冲洗益处多多，但也需注

意以下事项：冲洗时压力不可过大，以免导致耳痛等并发症。冲洗时勿说话，以免引起呛咳。冲洗完毕勿用力擤鼻涕，以免用力过大引起中耳炎或鼻腔出血。若冲洗时出现咳嗽、呕吐、喷嚏等不适现象，应立即停止，稍待片刻后再冲洗。

李　凯

喷嚏、流清涕、鼻痒反复发作？不妨试试"三伏贴"

一年之中气温最高的时候，民间俗称"三伏天"。在"三伏天"使用"三伏贴"防治过敏性鼻炎具有确切的疗效。

"三伏贴"可有效防治过敏性鼻炎

过敏性鼻炎是一种常见的变态反应性疾病，主要以鼻痒、喷嚏、流清涕为临床症状，伴有鼻塞，严重者甚至出现嗅觉减退或消失，并且具有反复发作、迁延难愈的特点。目前，西医治疗本病的主要方案是远离过敏原、免疫疗法以及药物治疗。远离过敏原是其首要的治疗方法，效果尚可，而药物治疗不良反应较大，易复发。中医的"三伏贴"是临床上常用的治疗过敏性鼻炎的有效方法，具有操作简便、安全可靠、不良反应小等优势。

划重点！什么是"三伏贴"

"三伏贴"属于中医传统的"冬病夏治"特色疗法。冬病夏治，顾名思义就是冬天的病夏天治。"冬病"是指某些好发于冬季或在冬季易加重的疾病，如过敏性鼻炎；而"夏治"是指在夏季疾病缓解之时，在人体的穴位上进行药物敷贴，以鼓舞正气，使患者虚阳得复，增加抗病能力，从而达到防治疾病的目的。

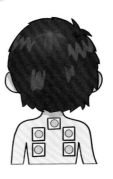

"三伏天"是一年中天气最炎热、人体阳气最旺盛的时候，这个阶段人体腠理疏松、经络气血流通，有利于药物的渗透与吸收，为温煦肺经阳气、驱散内伏寒邪的最佳时机。中医认为，过敏性鼻炎属"鼻鼽"范畴，本病的发病多是由于人体肺气不足、肺气虚寒、脾肾虚弱、风寒之邪内伏所致。"三伏贴"通常选取性味温热、刺激性强的药物，如白芥子、细辛、甘遂、延胡索等按一定比例配伍研细末，用时以姜汁调和制成膏药，借助药物的刺激作用，致使局部自然充血、潮红甚至发泡，诸药共奏温肺散寒祛邪、行气消肿通窍之功。因此，"三伏贴"对过敏性鼻炎具有很好的防控、治疗作用。冬病夏治，三伏为一个疗程，一般需连续贴敷 3 年，也就是 3 个疗程，才能出现较好的功效。

"三伏灸"除治疗过敏性鼻炎外，还适用于虚寒咳嗽、腹泻、失眠、易感冒的患者。

"三伏贴"治疗时要注意什么

需要注意的是，并不是所有的人都适合于贴敷治疗，如孕妇、皮肤过敏、发热者。每次贴敷时间，成人 30 分钟至 1 小时，儿童 15～30 分钟，"三伏贴"治疗后皮肤会有发热感，以皮肤感觉和耐受程度为观察指标，避免药物灼伤皮肤。应注意敷药后最好 2～3 小时以后再洗热水澡，贴敷药物后皮肤出现红晕属正常现象，如贴药时间过长引发水泡，应保护创面，避免抓破感染。在饮食上应禁食生冷、辛辣等刺激性食物，禁食鱼虾等海鲜，以免影响疗效。食物应少量、清淡、可口，忌饮食过量，多吃新鲜果蔬。出现皮肤过敏者，可涂抗过敏药膏，必要时去医院就诊。

李云英

秋凉要护鼻！名中医推荐 6 个预防鼻炎的妙招

什么是鼻炎

鼻炎即鼻腔炎性疾病，是病毒、细菌、变应原、各种理化因子以及某些全身性疾病引起的鼻腔黏膜的炎症。

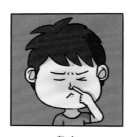
鼻塞

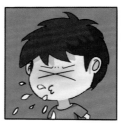
喷嚏

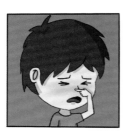
鼻痒

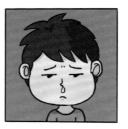
流涕

鼻炎症状表现为经常鼻塞、流鼻涕，或鼻痒、打喷嚏，或头痛、嗅觉下降等。

临床上鼻炎常见的类型

1. 急性鼻炎　就是平常所说的"伤风感冒"，由病毒感染引起。在发病的最初数小时或 1～2 天，鼻腔出现干燥、烧灼、痒等不适感，伴全身不适、怕冷。继而出现鼻堵塞和鼻分泌物增多，早期为清水样涕，后变为黏液脓性鼻涕。

2. 慢性单纯性鼻炎　主要症状为鼻塞，轻者为间歇性或交替性鼻塞，重者为持续性鼻塞，鼻分泌物增多。

3. 慢性肥厚性鼻炎　由慢性单纯性鼻炎发展而来，是长期慢性炎症、瘀血而使鼻黏膜、鼻甲出现增生所致。此时鼻塞严重，嗅觉下降，鼻道有少量黏脓性分泌物。

4. 过敏性鼻炎　也称变应性鼻炎。具有鼻痒、阵发性或连续性喷嚏、鼻塞、流清水样鼻涕四大特征，部分患者还可能出现眼睛瘙痒及咽痒咳嗽等不适。它的症状与感冒很相似，要注意鉴别。

5. 萎缩性鼻炎　表现为鼻腔黏膜干燥结痂、鼻腔有臭味，易出现鼻出血、嗅觉障碍或头痛等症状。

秋季最常见的鼻炎有过敏性鼻炎、干燥性／萎缩性鼻炎和急性鼻炎。

由于秋季草木凋零、昼夜温差较大，使人容易受凉，加之空气中粉尘量增加，容易导致鼻炎的发生。

秋季预防鼻炎的 6 个妙招

1. 远离过敏原　过敏性鼻炎者应查找过敏原，并尽量避免接触。常见的过敏原有 3 类，包括吸入性、食入性和接触性。

（1）吸入性过敏原：室内外尘埃、尘螨、花粉、真菌等。

（2）食入性过敏原：鱼虾蟹、鸡蛋、牛奶、花生、大豆、部分水果等。

（3）接触性过敏原：动物皮毛、羽毛、玩具、化妆品、汽油、油漆、酒精等。

秋季最常见的过敏原是花粉等。故在花粉扩散的高峰时间，要尽量减少户外活动，远离过敏原，如需外出可戴口罩。

2. 留心环境变化

（1）冷热的刺激、温度的变化也容易诱发鼻炎。俗语说"春捂秋冻"，故大家应根据天气情况适当增减衣物，注意保暖，不要频繁进出冷热悬殊的环境。

（2）要注意保持工作、生活环境的空气洁净，避免接触灰尘及化学气体，特别是有害气体。

（3）室内需保持空气湿度，不要让鼻子太过干燥。

3. 避免过度疲劳，增强体质

（1）要避免过度疲劳、睡眠不足、受凉、饮酒等。因为这些因素能使人体抵抗力下降，造成鼻黏膜调节功能变差，病毒、细菌、变应原乘虚而入易导致鼻炎的发作。

（2）同时应根据自己的喜好选择相应的运动并坚持，比如慢跑、健美操、跳绳等，也可选择太极、瑜伽、八段锦等保健运动。

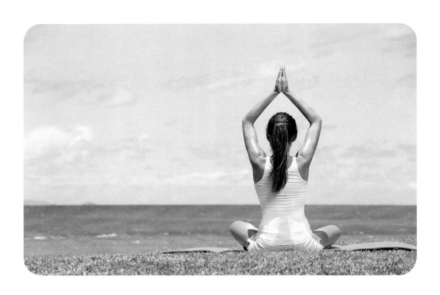

（3）运动不宜太剧烈和疲劳，出汗多时应及时擦干，避免直接吹风和接触冷空气。

4. 冷水洗鼻好处多多　用冷水洗鼻，可以洗去鼻孔内所存污垢和过敏原，使呼吸通畅，而且能增强鼻孔及整个上呼吸道对外界寒冷空气的适应能力，无形中构筑了一道抵御冷空气侵袭的屏障，有利于预防伤风感冒和鼻炎发作。

具体方法是：先用手捧一捧水，将鼻孔浸泡数秒钟，并用鼻子将水稍吸入，等湿润鼻内污物后擤出。再次吸入水后，用拇指按住一侧鼻孔，用微力擤出另一侧鼻孔内的水和余污，再按另一侧，重复上述动作。

如此重复清洗 2 ~ 3 次即可。每天早晚各洗鼻 1 次，可以预防鼻炎的发作。

此外，还可以选择鼻用生理盐水或海水每天冲洗鼻腔。

5. **鼻部按摩**

（1）用双手食指的外侧上下搓鼻梁两侧，可搓 50～100 下，搓揉到鼻梁有发热的感觉。

（2）用双食指尖揉动鼻孔两侧的迎香，可揉动 100 下。（迎香于鼻翼根部正侧方的小凹陷处）。

鼻部按摩可改善鼻黏膜的血液循环，缓解鼻子的不适症状。

6. **饮食宜清润，尽量避免上火**　秋天天气干燥，人体易阴阳失衡，内火旺盛，上火引起的鼻塞、喉痛、咳嗽等都会引起鼻炎的发作。

因此，秋季养生主要是养阴润肺。人们应多补充水分，多吃新鲜蔬果，饮食宜润不宜燥。平日可用菊花、罗汉果、甘草等泡茶，或用花旗参、太子参、沙参、麦冬、玉竹等煲汤饮用。

李云英

冬季鼻炎又来添堵！
正确认识、有效预防是关键

街坊黄伯伯患有鼻炎10多年，因坚持每天晨起运动和治疗，近几年鼻炎也没怎么发作。但近日广州一夜入冬，天气骤冷，黄伯伯晨起运动时不慎受凉，引起鼻炎发作，鼻塞、头痛、喷嚏连连、流涕不止，连续去医院治疗了几天鼻炎才好转。像黄伯伯这样因天气骤冷，一不小心引发鼻炎而到门诊就诊的患者骤增。

冬季为什么容易诱发鼻炎

"病从口入"，大家都不陌生，但"病从鼻入"，大家可能都不太了解。

我们知道，鼻是呼吸系统的重要门户，人一刻也不能停止呼吸，通过呼吸与自然界息息相通。

冬季容易诱发鼻炎的原因如下。

（1）感染：但凡呼吸道的病毒和细菌入侵人体，鼻子首当其冲，故病邪大多从口鼻入，易引发急性鼻炎、过敏性鼻炎或慢性鼻炎急性发作。

（2）气候：冬季，气候相对不稳定，冷空气频繁，天气骤冷，气候干燥，当气温变化较大时，易使鼻黏膜受到刺激而患急性或过敏性鼻炎。

（3）环境：每年10月至次年4月，都是灰霾高发期，灰霾严重污染环境，对呼吸道产生刺激，会引发鼻炎等呼吸系统疾病。

（4）过敏：虽然说春季是过敏性鼻炎高发期，但有些花是在秋冬季开的，同样会因患者吸入花粉而诱发过敏性鼻炎。

鼻炎有哪些危害

得了鼻炎，除了鼻部症状外，如果不及时治疗，可导致许多并发症，危害会更加严重。

1. 急性鼻炎患者如果治疗不当可并发急性鼻窦炎、急性中耳炎、急性咽炎、急性喉炎、急性气管炎等，或发展为慢性鼻炎。

2. 慢性鼻炎患者由于鼻塞，经常用口呼吸或鼻涕的长期刺激，会产生慢性咽喉炎或头痛、头昏、失眠、精神萎靡等症状。

3. 过敏性鼻炎患者如不及时治疗，可并发过敏性鼻窦炎或鼻息肉。也可引发过敏性哮喘、过敏性结膜炎、过敏性咽喉炎等并发症。

4. 慢性鼻炎患者下鼻甲肥大，鼻塞通气差，导致呼吸困难，睡眠时氧气不足，可引发阻塞性睡眠呼吸暂停低通气综合征；严重的可引起高血压、心脏病等，个别患者甚至会在睡眠时发生猝死。所以鼻炎患者要在症状比较轻的时候采取治疗措施，以免耽误最佳的治疗时机。

5. 儿童鼻炎患者常出现鼻塞、打呼噜、张口呼吸，影响睡眠，导致黑眼圈、白天精神差、注意力不集中、多动、易怒、遗尿等症状。也容易并发中耳炎、中耳积液，而引起耳痛、听力下降的症状。

鼻炎的冬季预防要点

1. 加强锻炼，注意保暖，减少冷空气对鼻黏膜的刺激，适当时候注意戴上口罩。

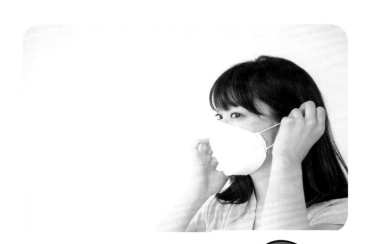

2. 注意工作、生活环境的空气洁净，避免接触灰尘及化学气体，特别是有害气体。

3. 饮食宜温补，忌食生冷寒凉的食物，远离烟酒和冷饮。多吃富含维生素 C 及维生素 A 的食物。

4. 用冷水洗鼻，可以洗去鼻孔内所存污垢，使呼吸通畅，而且能增强鼻孔及整个上呼吸道对外界寒冷空气的适应能力，无形中构筑了一道抵御冷空气侵袭的屏障，有利于预防伤风感冒和鼻炎发作。

5. 穴位按摩

（1）用双食指的外侧上下揉搓鼻梁两侧，搓揉到鼻梁有发热的感觉，共揉搓 200 下。

（2）用双食指尖揉动鼻孔两侧的迎香，共揉动 200 下。

（3）用左手的大拇指和食指上下揉动右手的合谷 200 下，再用右手的大拇指和食指上下揉动左手的合谷 200 下。（合谷位于拇指与食指分叉的凹陷处）。

李云英

它是治疗鼻炎的名药，能通鼻窍、止鼻涕、治头痛，助您祛除鼻炎的烦恼

最近天气多变，不少人一不小心就会感冒着凉，导致鼻炎发作，出现鼻塞、流涕、喷嚏不止。但疫情期间，有些人不愿意去医院诊治，在家要如何摆脱鼻炎的烦恼呢？下面向您介绍治疗鼻炎一宝——辛夷。

辛夷——治疗鼻病名药

辛夷为木兰科植物辛夷或玉兰的花蕾，又名为望春花、紫玉兰、木兰。《本草纲目》云："辛夷之辛温走气而入肺，能助胃中清阳上行通于天，所以能温中治头面目鼻之病。"据药典记载，辛夷性温、味辛，归肺、胃经，功能辛温发散、芳香走窜，其性辛香上达、升清通窍，能散风寒、通鼻窍，常用于鼻塞、流涕、喷嚏，嗅觉下降，风寒头痛，用于治疗鼻衄、鼻渊等各种鼻部疾病，为治疗鼻炎、鼻窦炎之良药。

药用辛夷

《本草经疏》云："辛夷，主五脏身体寒热，风头脑痛，面野，解肌，通鼻塞涕出……又鼻为肺之窍，头为诸阳之首，三阳之脉会于头面，风客阳分则为头痛、面歪、鼻塞、涕出、面肿引齿痛，辛温能解肌散表，芳香能上窜头目，逐阳分之风邪，则诸证自愈矣。"这段话大概的意思就是，肺开窍于鼻，头为诸阳经

会合之处，风寒之邪侵犯头面部而出现头痛、鼻塞、流涕、喷嚏等，辛夷向上宣发，能祛风散寒，使清阳上升，则诸证解。

临床中，历代医家常用辛夷治疗因寒/热引起的各种鼻炎和鼻窦炎。同时，当出现感冒头痛或风寒牙痛的情况时也会用上辛夷，也是取它能"通九窍"的作用。

现代药理研究发现，辛夷中的挥发油成分，具有收缩鼻黏膜血管、促进鼻黏膜分泌物吸收的作用，并能抗过敏和抑制致病菌，从而减轻鼻炎症状。

辛夷使用注意事项

1. 辛夷一般用量 3～10 克，包煎。因为辛夷表面的绒毛可刺激喉咙，引起咽喉不适，尤其是辛夷干品，要用汤料袋或纱布包起来煮。

2. 辛夷性辛温，因此适用于寒性的鼻炎和头痛，易上火或阴虚火旺者不宜单独使用，应在医生指导下配伍使用。

3. 辛夷可内服，也可外用。可用辛夷煎水行鼻部熏蒸或雾化吸入。

食疗方推荐

辛夷煲鸡蛋

【原料】辛夷 10 枚，大枣 4 枚，熟鸡蛋 2 个。

【做法】先用水煮大枣、鸡蛋约 30 分钟，辛夷洗净后，放入汤包中，放入锅中，再煲 10～15 分钟。喝茶、吃鸡蛋。

【功效】祛风散寒，宣通鼻窍。用于风寒鼻塞流涕、头痛者。还能有效预防风寒感冒、咳嗽以及头痛、鼻炎等情况。

辛夷瘦肉汤

【原料】辛夷 12 克，瘦肉 100 克（1 人量）。

【做法】瘦肉洗净后，焯水备用，辛夷洗净后，放入汤包中，与瘦肉一起放入锅中；加入 600 毫升清水，大火烧开后转小火 40 分钟，调味后喝汤、吃肉。

【功效】温通散寒，祛风通窍。可用于春季过敏性鼻炎、鼻窦炎导致头痛的人群。

辛夷白芷鱼头汤

【原料】辛夷 12 克，鱼头 1 个约 300 克，生姜 15 克，小葱 4 根，花生油、食盐适量。

【做法】鱼头洗净，热油起锅，爆香生姜，再下鱼头煎至两面微黄，辛夷洗净后，放入汤包中，与鱼头一起放入锅中，加入清水，大火烧开后转小火煲 40 分钟，加入葱段煮 2 分钟，调味即可。

【功效】温通散寒，祛风通窍。可用于风寒所致的鼻塞、头痛等症。亦可用于因春季过敏性鼻炎、鼻窦炎导致头痛的人群。

辛夷猪肺汤

【原料】辛夷 12 克，生姜 3 片，猪肺 1 只，食盐适量。

【做法】将猪肺清洗干净，然后切片备用。将准备好的猪肺和辛夷以及生姜一起放入锅中，加入清水进行炖煮。等到猪肺煮烂之后加入食盐，调味后即可食用。

【功效】散寒、宣肺、通窍。可用于风寒犯肺、肺气不利所致的鼻塞不通等。

李云英

春季鼻炎来添堵，防治汤饮帮您忙

立春以后，来门诊看鼻炎的患者明显增多。因为春季气温不稳定，时冷时热，且灰霾高发，木本植物花粉传播、螨虫易滋生，若患者不注意防范，受凉或吸入这些过敏原后很容易引起鼻炎的发作。

几款防治鼻炎的汤饮

从中医角度看，鼻炎患者多因肺脾气虚、腠理疏松、风邪乘虚侵入而发病。故日常要及时添加衣服，小心着凉；要经常锻炼身体，外出可以戴口罩避免接触过敏原；饮食上应忌生冷，虚寒体质者可以适当吃一些温补的食品。以下推荐几款食疗汤饮，以供选择。

姜葱薄荷粥

【原料】生姜 3 片，葱白 5 根，鲜薄荷叶 10 片。

【做法】先用粳米煮粥，把煮好的粳米粥与捣烂的生姜、葱白、鲜薄荷叶搅拌，喝粥。

【适应证】用于急性鼻炎，出现鼻塞、流涕、头痛者，有祛风、通鼻窍的作用。

辛夷鱼腥草粥

【原料】辛夷10克，鱼腥草50克，粳米100克。

【做法】辛夷、鱼腥草煎煮取汁，入粳米煮粥，分1~2次食用。

【适应证】用于肺经风热型急性/慢性鼻炎，出现鼻塞流涕者，有清热散邪、通窍止涕的作用。

辛夷煲鸡蛋

【原料】辛夷10枚，大枣4枚，熟鸡蛋2个。

【做法】先用水煮大枣、鸡蛋约30分钟，后下辛夷，再煲10~15分钟。喝茶、吃鸡蛋。

【适应证】用于急性/慢性鼻炎，出现鼻塞流涕者，有通鼻窍、止鼻涕的作用。

红枣苍耳猪鼻汤

【原料】大枣10枚，苍耳子10克，猪鼻1个。

【做法】同煮，喝汤。

【适应证】有补血通窍的作用，适用于过敏体质及鼻涕较稀者。

玉屏鸡

【原料】黄芪60克，白术20克，防风20克，家鸡1只（1 000~1 500克）。

【做法】将上三味药纳入鸡腹中，如常法炖至熟，食鸡肉、喝汤。

【适应证】有补气固表的作用，适用于肺脾气虚的变应性鼻炎，出现鼻流清涕者。

人参黄芪粥

【原料】人参 3 克，黄芪 5 克，粳米 100 克。

【做法】将人参打成粉或切片，黄芪切片，粳米淘净，一同放入砂锅内，加水适量，武火烧沸，文火煎熬至熟。

【适应证】有补肺健脾的作用，适用于变应性鼻炎、体虚易感冒、鼻流清涕者。

李云英

说说咱们的咽喉

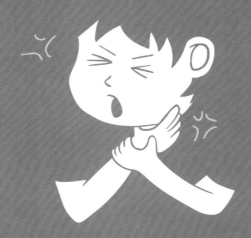

咽痒、咳嗽可能是喉源性咳嗽

30岁的小张最近1个月咽痒作咳，喉咙一痒就开始咳个不停，难以休止，连续咳起来有点儿上气不接下气，严重的时候甚至出现漏小便的情况。小张在网络上检索了一下，觉得自己的症状跟哮喘、肺炎很像，开始非常焦虑，后来去医院看了内科，完善肺部听诊、肺功能、胸片等，检查结果提示无异常。小张辗转求医最后确诊是喉源性咳嗽，对症处理后咽痒、咳嗽的症状明显好转。

咳嗽也有喉源性

"喉源性咳嗽"的病名最早由现代中医耳鼻喉鼻祖、国医大师干祖望教授于1989年提出。干老认为本病既具有一般咳嗽的特点，又具有慢性咽喉炎的部分特点。其病变部位多在声门以上，相当于上呼吸道综合征的一部分。其主要症状是，阵发性咽喉作痒，干咳无痰或少痰，难以休止，日发多次，或因咽中异物感而引起刺激性咳嗽，不时清嗓干咳，咳后暂时舒爽。检查可见咽后壁慢性充血，淋巴滤泡增生，咽侧索肿胀，肺部听诊无异常，血常规、胸片无异常。

为什么会得喉源性咳嗽

喉源性咳嗽是临床常见病、多发病，本病的发生主要与咽喉疾病有很大关系，尤其是因过敏因素的增多，患病的概率更高。临床发现大部分患者都有慢性咽喉炎病史和上呼吸道感染史。相关研究结果表明，受凉、感冒、过度劳累、喜食辛辣刺激食物、过敏均为喉源性咳嗽发生的相关因素。

如何避免喉源性咳嗽的发生

为避免和减少喉源性咳嗽的发生，建议做到以下几点。

1. 注意做好保暖防寒措施，避免受凉。

2. 加强体育锻炼，增强自身免疫力，减少感冒的发生。建议常练八段锦、太极拳等。

> 两手托天理三焦，左右开弓似射雕。
> 调理脾胃须单举，五劳七伤往后瞧。
> 摇头摆尾去心火，两手攀足固肾腰。
> 攒拳怒目增气力，背后七颠百病消。
>
> ——《八段锦》

3. 注意保持室内清洁、干燥，勤通风，勤洗、勤晒床单、被罩、棉被、毛毯、沙发毯等用品，也可使用一些除螨工具等。

4. 晚上建议在十点半以前睡觉，以保证充足的睡眠时间，避免让机体处于过度疲劳的状态。

5. 避免食用生冷寒凉的食物，少食辛辣刺激的食物。

喉源性咳嗽的药膳调理

1. 梨 1 个，川贝 6 克，百合 30 克，葱白 10 克，冰糖 20 克，蝉衣 10 克。将梨切片，加水 600 毫升，文火煎沸 10 分钟，早晚服用，连服 5～7 天。适于风热型喉源性咳嗽者。

2. 梨 1 个，将梨核挖去，填入川贝粉末 5 克，冰糖 15 克。将梨放入器皿中，放水适量蒸 30 分钟。饮汤吃梨，早晚各 1 次，连服 5～7 天。适用于中老年肺热、干咳无痰者。

3. 苏子 10 克，粳米 50 克，陈皮 5 克，炒薏米 50 克，杏仁 15 克，云苓 20 克，加水 500 毫升，煎至 300 毫升，分早晚 2 次服。适用于脾胃亏虚、咳嗽有痰者。

4. 天门冬 30 克，百合 30 克，沙参 15 克，冰糖 30 克，加水适量，煎至 300 毫升。适用于肺肾阴亏所致之口干咽燥、干咳少痰者。

5. 白萝卜 1 个，切片放入白胡椒 5 粒，生姜 10 克，陈皮 5 克，煮汤服用。适用于咽喉发痒、咳嗽频发、咳声重浊有痰者。

6. 罗汉果 1 个，梨 2 个，加入净水，先用大火，待其开锅后，改微火，煮 20～30 分钟待其温度适宜，即可饮用。适用于急慢性咽炎后出现的咳嗽有痰者。

彭桂原

提醒！宝宝张嘴睡觉可能是这个病

近年，儿童因打呼噜而影响面容的科普宣传逐渐多了，茵茵的爸爸妈妈也越来越紧张，因为他们的宝贝女儿就是晚上张着嘴巴，呼哧呼哧地打呼噜，且翻来覆去。这一天，茵茵爸爸终于忍不住带着茵茵来到医院耳鼻喉科门诊就诊："医生，我女儿晚上就是打呼噜，睡不好，为什么会这样？"陈医生问诊及检查完毕后说："嗯，小朋友无明显鼻炎表现，扁桃体也不算很大，不排除是腺样体肥大造成的，需要进一步检查。"茵茵爸爸很疑惑："什么是腺样体？为什么会肥大？还要做什么检查？"

什么是腺样体

腺样体，学名又叫增殖体、咽扁桃体，是位于鼻咽腔顶部（鼻腔后方与口咽上方交界处）的一团淋巴组织，表面像橘瓣样改变。它与腭扁桃体（俗称扁桃体）、舌根淋巴组织和咽后壁淋巴组织组成了"咽淋巴环"（呼吸道

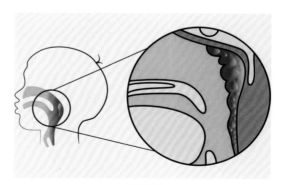

腺样体

第一道防御门户）。

　　腺样体出生后即存在，随年龄而增生，儿童腺样体生理性肥大和病理性肥大的好发年龄在 3～8 岁，平均在 6 岁时最大，以后逐渐退化，一般 10 岁以后开始萎缩，多在青春期后退化消失。但部分严重肥大的腺样体退化时间延迟，部分成人因退化不全而残留腺样体组织。

什么是腺样体肥大

　　腺样体肥大是鼻咽部腺样体因先天因素或慢性炎症刺激出现肥大，可导致鼻咽腔及气道狭窄。当腺样体肥大堵塞鼻咽通气道的 70% 或以上时，则影响邻近器官功能或全身健康，多伴有扁桃体肥大，或引起鼻窦炎，也可导致夜间呼吸暂停即阻塞性睡眠呼吸暂停低通气综合征等并发症。

腺样体肥大的危害

　　1. 腺样体肿大堵塞后鼻孔，造成鼻塞、打呼噜、张口呼吸，严重时可导致腺样体面容。当感冒或鼻窦炎发作时可加重鼻部的症状。

　　2. 腺样体阻塞耳咽鼓管开口，可并发中耳炎、中耳积液，而引起耳痛、听力下降的症状。

　　3. 腺样体肿大容易伴发扁桃体肥大，阻塞呼吸道，造成睡眠中呼吸暂停和缺氧，出现黑眼圈、白天精神差、注意力不集中、多动、易怒、遗尿等症状。

怎样发现腺样体肥大

　　腺样体位于鼻咽部，位置比较隐蔽。一般情况下，医生常借助电子鼻咽镜经鼻进入、穿过鼻腔就可以看到鼻咽部。但是孩子包括一部分成人，一听到要用管子经鼻插入，想象起来就鼻子痒痒的、痛痛的，好可怕的样子，就想打退堂鼓不做了。

那电子鼻咽喉镜究竟有没有那么可怕呢？这个检查是怎么做的呢？

电子鼻咽喉镜和纤维鼻咽喉镜都属于软镜，专门用于鼻咽部和喉部疾病的检查、诊断和治疗。电子鼻咽喉镜检查是用一根细长的末端带微小摄像头的软管伸入患者鼻、咽、喉等部位，形成清晰的图像，显示出鼻咽喉部微小病变。电子鼻咽喉镜所到之处，病变状况在电子屏上一目了然、清晰直观。一般情况下，软镜经过鼻腔和咽喉时可能会造成局部痒、酸、胀等轻度不适，成人和儿童均可在 1 分钟左右完成检查。

而电子鼻咽喉镜的缺点：由于儿童理解能力差、对异物进入口鼻腔内普遍有恐惧感、鼻咽喉敏感度高，患儿难以配合，检查相对困难。

所以对于学龄前幼童，若临床就诊时的检查配合度不高的，还可以行 DR-X 线的鼻咽喉正侧位片检查（正位看鼻窦，侧位看鼻咽喉气道）。

什么是 DR-X 线和鼻咽喉的正侧位片检查

鼻咽喉正侧位片检查即是让儿童在检查室内行正面或侧面站立位在挡板前拍一个照！"咔嚓，咔嚓"，好了，就是这么简单！

DR-X 线属于 X 线的数字成像技术，DR 是 X 线片的最先进方式，拍照的时间是普通 X 线片的一半，具有流程快、患者辐射剂量低的优势。一般情况下，拍一次头颈部普通 X 线片（正位和侧位）的射线量是小于 0.1mGy，按照标准，3 次或者单次的射线量不超过 100mGy 都是安全的。

R-X 线和电子鼻咽镜均可以对儿童腺样体肥大占位情况进行有效评估，其中拍摄 X 线片的医生会测出腺样体厚度（adenoid，A）和鼻咽腔宽度（nasopharyngeal，N）及后气道间隙的宽度（pharyngeal airway space，PAS），当 A/N 值 ≥ 0.71，PAS ≤ 3mm，可作为手术指征。

DR-X 线检查的不足之处

（1）不能观察到咽隐窝、咽鼓管咽口、圆枕、口咽及以下部位等组织或结构。

（2）不能动态观察鼻腔的变化和炎症情况等。

因此，电子镜检查比较直观明了，是诊断腺样体肥大的最常用方法，多适用于能配合检查的儿童。而由于 DR-X 线的操作简易、检测体验舒适，容易被儿童接受，幼小儿童或不能配合电子镜检查的儿童可以考虑选择 DR-X 线检查。

由于腺样体肥大引起的并发症较多，是上呼吸道感染的一个重要致病因素，也给儿童身体发育等方面带来了不少危害，所以若出现以上症状时，应该尽早到耳鼻喉科门诊就诊，根据检查的具体情况进一步诊治，以减免不良影响的发生发展。

防治打呼噜，中西医结合有绝招

轻打呼，重预防，迈开腿，管住嘴，忌饮酒，戒烟草；侧身睡，口紧闭，中医助眠有针药。刺经络，用针灸、埋线、压豆辅助减肥；调精神，打太极，中医安眠畅血气。

小儿鼾，窥鼻咽，鼻窦腺体扁桃体；炎症甚，病情急，中药泻火先调理。

中重度、超肥胖，心脑血管风险高。呼吸机，助通气，矫正仪器来帮忙。阻塞面，各不同，结构堵，选手术。个体分析定方案，中西结合效无敌！

陈彩凤

小小的鱼刺或鸡骨可能引发大悲剧

"年年有鱼（余）""大鸡（吉）大利"！

过年的时候吃鱼，寓意美好，味道又鲜美。但这鱼刺、鸡骨却是个烦心事儿，平日里可能还会仔细些，但过年时亲朋相聚，谈笑间就可能发生鱼骨、鸡骨等细小骨头或其他食物卡在咽喉部的事件，即为骨鲠。此前就有报道指出，过年期间骨鲠卡喉患者比例远远高于平日。骨鲠在喉，吞不下、吐不出的感觉着实令人难受。怎么办？大口吞饭、喝陈醋、用手指抠喉、用力拍背及使劲咳嗽，这些方法到底可行吗？

莫轻视：小小骨鲠，隐藏大风险

人体的咽喉部是骨刺的主要藏身之所，一部分骨刺可以通过专业的检查找到并取出。

我们的咽喉与食管紧密相连，咽喉中的骨刺，吞咽食物后，可能进入食管。人体食管有三道狭窄处，如果骨刺卡到第一狭窄处，经过专门的检查可以发现并可通过食管镜或胃镜取出，但是继续吞咽食物就很可能把骨刺带到第二狭窄处，也就是食管中贴近胸主动脉的地方。胸主动脉是人体内最靠近心脏、内径最粗、压力最大的血管，如若骨刺穿破食管壁扎进胸主动脉，导致胸主动脉破裂，后果不堪设想……

专业人士话您知："土方法"不靠谱

民间一直流传着各种"土方法"，那么这些方法到底能不能用，又有哪些潜在危害呢？

1. **喝醋** 骨鲠卡喉后拼命喝醋是最常见的错误做法，人们通常认为醋是弱酸，可以起到软化或溶解骨头的作用，咽喉中的骨刺就会从组织上脱落下来。然而，食用醋的有效成分是醋酸，也称作乙酸，一般食用醋的乙酸含量为 6% 左右，含量如此之低，要在短时间内软化、溶解骨刺是不太可能的。

此外，食用醋中所含的醋酸可能灼伤食管黏膜，导致咽喉疼痛，严重者会导致急性喉头水肿。

2. **大口吞饭** 不少人总觉得大口吞饭、吃青菜、塞馒头并一直吞咽，就能把咽喉中的骨鲠咽下去。确实，有一小部分人在这样做之后，成团的食物夹带着骨鲠脱离了原来的位置，使咽痛症状得到了缓解。但这却是导致骨鲠落入食管，甚至造成重症的主要原因，非常不可取！因为经过食物的挤压后，位置较浅的骨鲠可能被推到更深处，这可能加重咽喉损伤，更有甚者，骨鲠经食物的推动，下落到达食管的生理狭窄部位，可刺破食管，导致食管穿孔、气胸、胸腔和纵隔感染，如刺破胸主动脉，则会引起致命的大出血，后果不堪设想。所以，这种方法存在巨大风险。

3. **用手指抠喉** 一些人自觉骨鲠所在部位不深，尝试用手指抠喉，达到探吐或取出骨鲠的目的，或者通过刺激咽后壁引发呕吐反射以"逼出"骨鲠，这种方法对于祛除扎入黏膜较浅的骨鲠可能有一定的帮助，但临床上更常见的是通过抠喉而导致的黏膜损伤，引起疼痛加重等不良反应。

4. 使劲咳嗽或用力拍背 骨鲠通常较细小，因此受力面积小，大力咳嗽时虽能产生巨大气流，但作用于骨鲠的气流有限，即使"内力深厚"的人也是难以将其咳出来的。连咳嗽这样强有力的气流冲击力都解决不了的问题，用力拍背这种通过外力来解决的效果更是不敢保证。

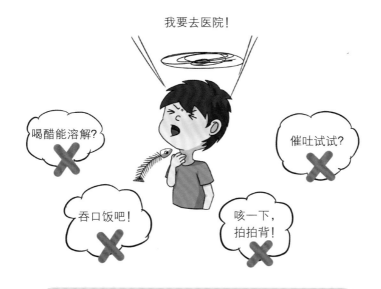

骨鲠卡喉，怎么破？耳鼻喉科医生来支招

发生骨鲠卡喉后，正确的方法首先是立即停止进食，并尽量减少吞咽动作，同时可尝试自行寻找骨鲠，若没有找到，那就得赶快去医院寻求耳鼻喉科医生的帮助。

1. 应立即停止进食、饮水，放松咽喉，尽量减少吞咽动作，舒缓情绪。因为情绪紧张，容易造成咽喉部肌肉收缩，骨鲠可能卡得更紧。如果是儿童，应先安抚，使其不要哭闹，以免将咽喉部的骨鲠吸入气道或食管。

2. 一般而言，最常见的骨鲠卡喉部位包括扁桃体、扁桃体周围和舌根浅部等比较浅显的位置。可以在家属的帮助下，或自己对着镜子，将筷子放在舌部前 2/3 处轻轻平压，借助光亮观察异物的大小、位置，并尝试用镊子轻轻将其夹出。

3. 不要犹豫，立即寻求医生帮助。如果自行没有发现骨鲠，可能是鱼鲠的位置较深，拔出有困难，或者，看到鱼鲠扎得很深，就不要再去刺激咽喉，避免造成新的创伤。这时候要尽快到就近的医院，请专业医生诊治，这是异物刺伤咽喉部最恰当的处理方法。

在医院，医生可能这样办

1. **直接取出**　如果骨鲠恰好卡在喉咽部位较浅显的位置，医生首先会尝试借助器械在直视下取出。

2. **借助电子鼻咽喉镜取出**　如果骨鲠太细小或者位置较深，无法在直视下取出，医生会考虑借助电子鼻咽喉镜取出。

3. **借助钡餐检查，必要时候行 CT 检查**　如果医生怀疑骨鲠在食管，会建议拍个食管钡餐；若患者咽痛或者胸痛明显，骨鲠卡喉的时间较长，医生会建议行食管 CT，以便确定骨鲠的部位。

4. **借助胃镜取出**　明确骨鲠卡在食管后，医生会考虑借助胃镜取出。

5. **必要时候开胸手术**　如果 CT 检查发现骨鲠已经刺破咽

喉、食管、胃壁，甚至伤到其他脏器／组织，那就需要请胸外科医生进行开胸手术取出了。

如果鱼刺或鸡骨卡喉的时间过久，咽喉、食管已经红肿溃烂，要先进行消炎消肿治疗后再取出。

最后，在这里提醒大家：预防骨鲠卡喉，最重要的就是进餐时不分心、不讲话。因为骨鲠卡喉大多数发生在吃饭、看电视、聊天等注意力不集中的时候。所以，吃饭时尽量少说话，不分心，吃鱼、鸡等有刺或碎骨的食物时不要混合其他饭菜一起吃。避免骨鲠卡喉，祝大家过个祥和平安的春节。

李　凯

癌症防治迫在眉睫！
警惕喉癌发出的这些信号

惊闻著名主持人因喉癌辞世，一夜之间大家谈癌色变。

作为耳鼻喉科医生，下面我们给大家科普一下喉癌的相关知识，以便大家能正面、科学地认识喉癌。

什么是喉癌

喉癌是指喉部原发性的恶性肿瘤。据统计，其发病率居耳鼻喉科恶性肿瘤的第 2 位，全身恶性肿瘤的第 11 位，96% ~ 98% 为鳞状细胞癌，根据肿瘤原发部位的不同，可分为声门上区喉癌，声门区喉癌（最常见，约占 60%）和声门下区喉癌。癌细胞可由局部向周围扩散，或向附近淋巴结转移，也可转移到远处脏器。本病多发于中老年男性，每年大约有 4 万人被确诊为喉癌，并且近些年有年轻化和上升的趋势。

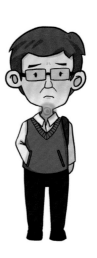

变化多端的喉癌症状

喉癌的原发部位不同，会导致症状的不同。

常见的临床表现有声音嘶哑、咽部不适和异物感、咽喉疼痛、咳嗽，或痰中带血，或吞咽及呼吸困难。晚期可发生颈部淋巴结转移，甚至肺、肝、骨等全身转移。

由于喉癌初期症状与咽喉炎相似，容易被忽视，所以许多患者往往到了晚期才会被发现。

67 岁的李老先生，半年前出现声音嘶哑的症状，自以为是上火了，吃了很多清热解毒的中成药，甚至把家里以前剩下的消炎药也吃了，仍然没有好转，眼看声音越来越嘶哑，严重影响日常交流，他才迫不得已来医院看，经过检查，最终确诊为喉癌（低分化鳞癌），声门型，所幸还没有发生转移，及时做了手术，康复得很好。

喉癌发生的因素

流行病学数据显示，吸烟、嗜酒，长期的疲劳发声，空气污染，病毒感染等因素均可诱发喉癌。长期吸烟及抑郁是喉癌发生的重要因素，小部分喉部肿瘤与人乳头状瘤病毒有一定的相关性。有研究表明，吸烟者患喉癌的危险比不吸烟者明显增高，重度吸烟者喉癌死亡率是不吸烟者的 20 倍，而只饮酒不吸烟的人比不饮酒的人危险度高，长期吸烟加上嗜酒的人患喉癌的概率更高。

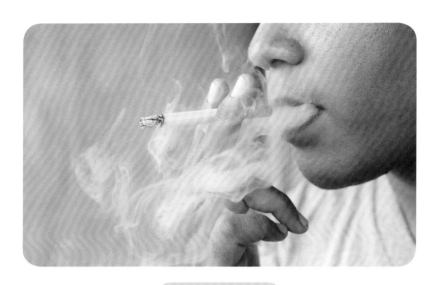

如何诊断喉癌

目前，喉癌的诊断手段主要包括纤维或电子喉镜检查、颈部检查、喉部 CT、MRI 检查等。而病理活检是诊断喉癌的金标准。

喉部影像学检查对喉癌的诊断和预后的参考极为重要。临床中，医生主要是依据患者详细可靠的病史采集、临床症状、体格检查而选择相应的检查手段。

喉癌怎么治

美国国家综合癌症网络（NCCN）发布的《头颈部肿瘤诊疗指南（2020）》指出，喉部肿瘤首选手术方法，如果发生转移则必须考虑化疗。同时还可以配合放射治疗、靶向药物治疗和免疫治疗。过去的治疗主要强调根治癌症，而不太考虑保留喉的功能，随着医疗水平的提高，目前主张在根治癌症的同时，保留喉的功能。

中医药在喉癌围手术期也起到了举足轻重的作用，喉癌手术前后配合使用中医药方法可以提高机体免疫力，提高患者生存质量。68岁的润阿姨喉癌术后2年，一直咳嗽气喘、痰多色白、面色枯黄、失眠多梦，经人介绍使用中药进行调理，医生辨证后通过使用化痰祛浊、调理肝脾、温补肾元的中药，润阿姨咳嗽明显减少，痰也减少了，精神也好转了，每次来复诊都竖着拇指，开心地说终于可以睡好觉了。

警惕喉癌发出的信号

1. **声音嘶哑**　声门区喉癌最早出现的症状就是声音嘶哑，对于年龄在40岁以上，声音嘶哑超过1个月的男性患者，特别是有吸烟史者，建议及早到耳鼻喉科就诊，排除喉癌。

2. **痰中带血**　反复咳嗽、痰中带血者，则需高度警惕。

3. **喉部梗阻，吞咽不利，呼吸困难**　大约60%的患者，尤其是非声门型喉癌患者，往往到了后期肿瘤比较大的时候才就诊，出现了转移，错过了最佳治疗时机。所以，如果出现喉部梗阻或呼吸、吞咽困难时，必须马上就诊。尤其是呼吸困难者，必要时可以直接去急诊。

4. **长期无法缓解的咽喉疼痛或出现颈部包块**　需要及时排除喉癌。

咽喉也可自我保健

1. **保健方法**　戒除烟酒，调畅情志，加强锻炼。医学已经证明，吸烟、抑郁与喉癌发病相关，所以尽量减少喉癌发生的诱因，养成良好的作息和生活习惯。劳逸结合，不宜过劳、熬夜，放松心情，加强锻炼，达到"正气存内，邪不可干"的目的。同时，积极预防呼吸道感染，积极防治口鼻及咽喉疾病。

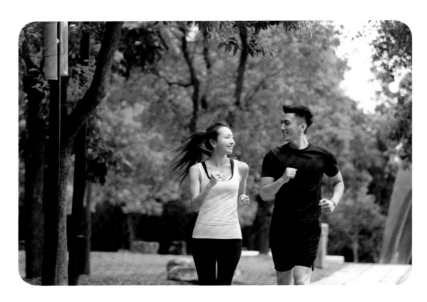

2. **保持室内空气清新**　居室空气干燥及过冷、过热、过湿都会影响咽部黏膜的防御功能，造成功能障碍、咽部感觉异常，日久而成慢性咽喉病变。因此，应注意室内空气的流通，空调房温度不宜过低，注意加湿，避免长期待在空调房中。

3. **保持口腔清洁**　早晨、饭后及睡觉前漱口、刷牙。纠正张口呼吸等不良习惯。工作或外出环境污染较重时应佩戴口罩，减少粉尘、有毒气体等刺激呼吸道。

4. **饮食疗法**

（1）利咽茶：菊花 10 克，胖大海 10 克，麦冬 10 克，木蝴蝶 10 克，生甘草 6 克，泡水代茶饮，每日数次。可清热利咽，适用于急慢性咽喉炎、咽痛、咽干者。

（2）罗汉果茶：罗汉果 1 个，乌梅 1 个。罗汉果切碎，入乌梅，用沸水冲泡 10 分钟后，每日饮数次。可清肺润喉，适用于慢性咽炎、咽痛、咽干、咽痒等症。

（3）百合绿豆汤：百合 20 克，绿豆 50 克，冰糖适量。将百合、绿豆加清水适量煮熟，加入冰糖饮服，每日 1 剂。有清热润肺、养阴生津之效。

（4）橄榄芦根茶：橄榄 4 枚，芦根 30 克，清水两碗半煎至一碗，去渣代茶饮。适用于慢性咽喉炎、咽干声嘶者。

（5）无花果瘦肉汤：无花果 4 个，猪瘦肉 250 克，煮汤调味服食。适用于阴虚肺燥、咽喉干痛者。

李松键

孩子的声音为什么哑了？这些原因和防治方法您一定要知道

每个孩子，都是家里的小王子、小公主。家长生怕饿着了、冻着了，但您是否注意过孩子的声音呢？

我们在门诊经常能接诊到声音嘶哑的孩子，一问诊病程都在1个月以上，甚至半年到几年，一检查，"声带小结"的发病率非常高，这就是所谓的"喊叫性声带小结"。

孩子声音沙哑是天生的吗？孩子的声音一旦出现问题，首先要行电子鼻咽喉镜或频闪喉镜检查，以排除先天性喉蹼、喉囊肿、喉骨软化、喉乳头状瘤、先天性声带沟等婴幼儿、儿童疾病。大部分被父母认为自出生就声音沙哑的孩子，许多经电子鼻咽喉镜检查，确诊还是声带小结！

据统计，儿童嗓音疾病的发生率约达2%，而其中大部分为声带小结。这是孩子后天用声过度或不当，因大声哭喊磨损、碰撞声带导致的，长久被忽视了。

如果宝宝突然出现声音嘶哑、犬吠样咳嗽、喉鸣，且哭声有改变，需要警惕小儿急性喉炎的发生。这类疾病好发于冬春季节，病情比较凶险，会导致患儿呼吸困难，严重时可能出现喉阻塞，引起窒息，危及患儿生命。因此，家长要特别留意，以便及时就诊。

孩子一说话脖子就粗，是长了什么东西吗

当孩子发声用力不当，在叫喊、哭闹时往往用力、声带紧张，导致喉内外肌肉过度紧张，尤其是喉外肌，可见到也可触摸到肌肉紧绷、血管怒张，甚至孩子自己都会说脖子疼、咽喉痛。这属于机械创伤，并不是真的颈部长了肿物。

儿童"声带小结"的发病率为何这么高

这跟孩子的生长发育特点及性格特点、家庭环境有关。

小儿喉部狭小且软骨发育未健全，声带及黏膜薄弱而血管丰富，咳嗽反射差，故易因各种感染而致喉部炎性肿胀。而且小儿年龄小，声带韧性和弹性差，声带黏膜很难耐受大声喊叫引起的声带之间的碰撞和摩擦，发生声带疾患的机会就大。

此外，儿童呼吸系统、咽喉、鼻部等共鸣腔也在未成熟的发育阶段，发声动力、呼吸支持都不到位，再加上免疫力差，反复的呼吸道感染，都会加重发声时的负担，解剖与生理状态都是与过度发声的功能不匹配的。

儿童的性格特点与家庭环境对出现喉炎尤其是喊叫性声带小结儿童的影响也非常大。其中以性格外向、脾气倔强、任性的男性儿童居多，家长宠溺放任的居多。

儿童"声带小结"怎么治

儿童声带小结主要的治疗方法是药物治疗和嗓音训练，一般不采取手术治疗。

如果仅是声带小结、声带炎等，在家长、老师的联合监督下，通过药物、发声训练、饮食保健是可以治愈的。病程越短，

越早治疗，效果越好。认知能力好的 5 岁以上的孩子，可配合嗓音训练治疗。中医治疗儿童声带小结有较好的疗效，主要以健脾化痰、散结开音为法。

家长如何引导孩子保养声带

1. 预防感冒，多给孩子喝温水，如果孩子经常参加打球、跑步等出汗多的有氧运动，更要多补充水分。

2. 保证充足睡眠，忌辛辣、煎炸食物及冷饮。

3. 家长要注意做好对患儿的情绪引导、声带保健。提醒孩子不要在噪声大的环境或者远距离喊话，不要大喊大叫，注意让声带休息。

4. 让孩子在轻松的生长环境下成长，不放任娇纵，也不过分利用童声，比如过多参加各种声乐比赛、合唱团体等。

只要用心、耐心，您一定能陪伴孩子度过美好、"动听"的快乐童年。

李　华

讲话费力，声音低沉无法持续？原来是这个病因，这类人群要警惕

忙了一年，人们常抱怨："好累啊！""身子累，心也累！"但您知道有一种累叫"嗓子累"吗？您是否感觉讲话费力，讲话多了，声音会低沉、无法持续？去医院做喉镜检查却无明显异常，被当作普通咽喉炎医治效果又不理想，自己还感觉烦恼呢？这就是我们不懂如何科学发声、用嗓不当或用嗓过度造成发声疲劳的缘故。

什么是发声疲劳

简单来说，发声疲劳就是指声带工作超过一定的时间和强度以后，音量和音质下降所表现的一系列嗓音症状，常表现为讲话费力、声音低沉无力、音量细小，讲话持续时间短；查体可见声带无充血或稍充血，声带边缘无增生，活动好，声门闭合欠佳；逢睡眠不好、劳累后加重；病程长，迁延难愈等特点。中医也叫"声疲"。

哪些人易得发声疲劳这种病

其实，疲劳是一种生理现象，它保护机体不受损伤，是一种要求休息的信号。但当误用、过用嗓子后，没有得到休息，容易发生发声疲劳。发声疲劳主要分为轻度疲劳和重度疲劳：轻度疲劳主要表现为嗓音不清脆，讲话费力，口易干燥；重度疲劳主要表

现为讲话费力、声音低沉无力、音量细小，讲话持续时间短，或有痰而咳之不出，但无发热、鼻塞流涕及咳嗽等感冒或咽喉炎症状。常见于用嗓频率及强度大的职业用声团体，如教师、话务员、歌唱及戏曲演员、主持人、销售、培训师、户外体育教练等。

造成发声疲劳的原因是什么

出现发声疲劳多由内外因素相合而致。内因是由于脏腑虚损，声带失于温煦、滋养所致，故不耐疲劳；外因多为用嗓不当或用嗓过度。声疲表现为嗓音功能失常，在音色、音量和音质等方面的异常变化。常见于长时间用嗓的职业用声者及久病、素体虚弱的患者，在特殊时期，如女性经期或更年期，一般人群频繁熬夜、睡眠质量差以及感冒期也较多见，多因发音方式不准确、用嗓过多、肌肉过度疲劳导致声门下压力下降、声带弹性张力不足所致。就像女士用的橡皮筋以及二胡、小提琴等弦乐器的弦是一个道理，过度拉伸皮筋及弦，就有可能超过它们的弹性范围，导致松弛无力。

也有些患者除了发声方法有问题外，也与饮食不健康有关，如饮水少、过食酸辣刺激食物及难消化食物、过饮碳酸饮料、浓茶、咖啡导致胃食管反流。

发声疲劳怎么办

中医治疗发声疲劳有较大优势。轻度发声疲劳一般无须处理，也可以用一些花旗参、胖大海、石斛、麦冬之类的中药泡茶饮用。重度发声疲劳则应服用中药汤剂，多为肺肾阴虚、肺脾气虚，选用补中益气汤、香砂养胃汤、百合固金汤、养阴清肺汤加减，同时配合针灸、喉局部按摩治疗，疗效显著。同时，也可以服用一些维生素 B、维生素 C、维生素 E 制剂，以加强营养。但都需注意饮食起居、多休息、适当锻炼身体、调畅情志。

如何预防发声疲劳

为了更好地防止出现发声疲劳，现介绍几种常用的嗓音保健和练习方法。

1. 用嗓应量力而行。避免用嗓过度（如喊叫、高歌），出现轻度发声疲劳时，就应当进行声带休息。声乐学习者要定期到医院检查声带、循序渐进地进行练习，逐渐扩展音域，切不可急功近利。还有就是不要过度参加演出。

2. 发声疲劳时尤其要注意气候冷暖变化，防止感冒。

3. 用嗓后宜饮热茶，忌冷饮，亦忌辛辣或过咸的饮食，同时避免粉尘、化学烟雾等刺激性物质。

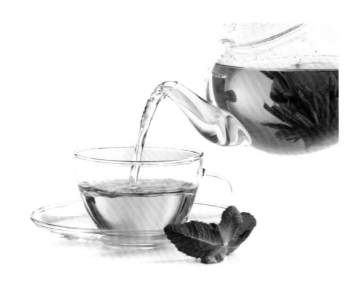

4. 控制情绪，避免大喊大叫。心平气和时的起声为软起声，对声带没有伤害；情绪激动、发怒、咳嗽时常用硬起声，硬起声容易伤害声带。所以应保持愉悦的心情。

5. 适度的体育锻炼对于保护好我们的嗓子也有着举足轻重的作用。

6. 发声训练。发声训练可协调各发声系统、放松喉部肌肉，找到发声的舒适感，配合胸腹联合呼吸可有效地远离发声疲劳。可到医院接受医生的科学发声训练。

最后，请大家要重视发声疲劳，要及早发现，及早治疗，重在预防。疲劳也是劳损，超过一定时间，声带黏膜会增生，韧带弹性会变差，导致振动的张力下降，声门下压力也降低，发声效率就会大打折扣。

李　华

警惕！冬季咽喉急危病，有人因它差点丢了性命

近日，到广州出差的陈先生忽然咽喉痛，吞咽时特别明显，自以为是上火了，自行到药店买了板蓝根颗粒。不料到了晚上，陈先生开始觉得有点儿憋气，呼吸困难，陈先生开始觉得不太对劲，于是到附近的医院看急诊。经耳鼻喉科医生检查后，被告知是急性会厌炎，病情很重、很危险，甚至会危及生命，需要住院治疗，陈先生一下被吓蒙了："咽喉痛竟然也会要人命？"陈先生不以为意，竟要自行离开医院，就在这时，忽然因呼吸困难加重而窒息，幸好医生马上进行抢救，并做了紧急的气管切开术，才救回陈先生一条命。许多读者可能都想不通，咽喉疼痛为什么会这么凶险？下面，我们来谈谈急性会厌炎这要人命的咽喉痛，它到底是怎么回事？

会厌在哪里

喉是人体呼吸必经的通道，而会厌，就在喉入口之前，它的形状像一片树叶，平时是打开的，保证我们呼吸通畅，在我们吃东西吞咽的那一刻，会厌下降，盖住喉入口，使我们吃下的食物能顺利进入食管，而不会到气管里面。它就像铁路的道岔，发挥着重要的作用。

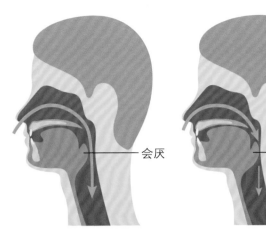

会厌 —————

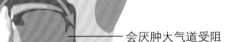

————— 会厌肿大气道受阻

会厌炎不是一般的咽喉炎，它可能会使人窒息而丧命

急性会厌炎，顾名思义是以会厌为主的急性炎症，以早春和秋冬多发，成人、儿童均可发生，最常见的病因是感染，还有变态反应、外伤、邻近器官的急性炎症蔓延等原因。

急性会厌炎的主要临床表现有突然咽痛，吞咽时咽痛更甚；吞咽困难和呼吸困难，唾液不能下咽，多向外溢；言语含糊不清，犹如口中含物，但无声嘶；多伴有发热、畏寒，体温可高达40℃，儿童及老年患者，症状多较严重。

急性会厌炎和一般的咽喉炎有什么区别呢？最重要的一点，就是急性会厌炎发展迅速，病情危急，甚至会要人命。因为一旦发生会厌发炎，会使会厌的静脉回流受阻，会厌将迅速充血肿胀。前面讲过，会厌在喉入口前面，当其肿胀时，挡住喉入口，会使呼吸道阻塞，可迅速引起窒息，危及生命。因此，得了急性会厌炎的患者，常常很快会感到喉咙阻塞，很难把气吸进去，就像被人掐住了喉咙一样。

急性会厌炎的治疗刻不容缓

急性会厌炎为耳鼻喉科的急重症，如不及时处理，可导致严重的并发症。所以，在此郑重地给大家提个醒！如果突然出现咽喉疼痛，一定要重视，千万不可自行断定是一般的咽喉炎，不予重视，最佳处理方法是尽早到医院就诊，特别是出现了呼吸困难的征兆，更应刻不容缓，需争分夺秒地去医院。既往就不乏得了急性会厌炎的患者，以为咽喉痛是小事，延误诊治，最后突发窒息而失去宝贵生命的例子。当医生告诉您确诊为急性会厌炎，一定要冷静，谨遵医嘱，配合治疗。

急性会厌炎的治疗原则主要是保持呼吸道通畅和抗感染，主要是使用有效、足量的抗生素和糖皮质激素这两种药物。抗生素主要是针对病因的治疗，控制炎症继续发展；而激素有治疗和预防会厌水肿的作用，还可以抗炎、抗过敏。病情危急的急性会厌炎，则要尽早行气管切开术或环甲膜切开术以保证呼吸道通畅，抢救生命。一般单纯急性会厌炎，若处理及时，可慢慢缓解，再配合中医调理巩固，多可痊愈。

急性会厌炎这么危急，那它可以预防吗？笔者在此告诫各位朋友，平时忌辛辣刺激性食物、戒烟、避酒；不要跟他人共用餐具；勤洗手；不要熬夜，不要着凉，注意劳逸结合；适当加强锻炼，增强身体素质，提高免疫力；儿童要按时接种疫苗。如果从幼儿时体质就比较差，平常很容易感冒生病的人群，不妨试试喝中药调理体质。

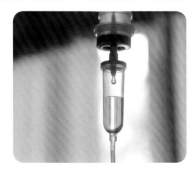

冬季护喉食疗方

利喉茶

菊花 10 克，金银花 10 克，麦冬 10 克，桔梗 10 克，生甘草 5 克，煎水代茶饮，每日数次。可清热利咽，适用于急性咽喉炎，出现咽痛、咽干者。

罗汉果茶

罗汉果 1 个，乌梅 1 枚。罗汉果切碎，入乌梅，用沸水冲泡 10 分钟后，每日饮数次。可清肺润喉，适用于慢性咽炎、咽痛、咽干有痰等患者。

橄榄芦根茶

橄榄 4 枚，芦根 30 克，清水两碗半煎至 1 碗，去渣代茶饮。可清咽利喉，适用于咽喉炎、咽干、咽痛等患者。

桑菊杏仁茶

桑叶 10 克，菊花 10 克，杏仁（捣碎）10 克，冰糖适量，沸水冲泡，趁热饮用，每天 1 剂。可清肺、止咳、化痰，适用于咽喉炎、咽干、咳嗽有痰等患者。

石斛麦冬橄榄瘦肉汤

石斛 30 克，麦冬 30 克，橄榄 3 枚，猪瘦肉 200 克，煲汤饮用。常喝有润肺生津、清利咽喉的作用，适用于秋冬季咽干喉痛、咽喉不利者。

朱任良

提醒！"咳嗽痰多，反复难愈"，病根可能是它

入秋以来，门诊接诊咳嗽的患者增多，患者常诉说，"咳嗽很久，总治不好""喉咙总不舒服，痰常在喉咙顶、在上腭""总觉得鼻涕倒流""频繁清嗓"。作为耳鼻喉科医生，当患者咳嗽治疗效果不理想，总主诉有痰时，还会考虑一种咳嗽常见的原因——鼻后滴流综合征。

什么是"鼻后滴流综合征"

鼻后滴流综合征，又称上气道咳嗽综合征。是指由于鼻部疾病引起分泌物倒流鼻后和咽喉等部位，甚至反流入声门或气管，直接或间接地长期慢性刺激咽喉和咳嗽感受器，导致以咳嗽、痰多为主症，抑或伴有鼻塞、流涕、频繁清嗓、咽后黏液附着及鼻后滴流等症状的临床综合征，为耳鼻喉科、呼吸科和儿科的常见疾病。

本病是慢性咳嗽最常见却容易被忽略的病因，在临床上容易漏诊和误诊。主要原因为医生和患者缺乏对本病的认识，只注意肺、咽喉和扁桃体的表现，看到胸部 X 线片纹理粗深即诊断为

气管炎或肺炎，而忽略了患者的病史和其他体征。

"鼻后滴流综合征"如何诊断和治疗

现代医学认为，引起鼻后滴流综合征的常见基础疾病有慢性鼻炎、慢性鼻－鼻窦炎等鼻部病变，亦可能与慢性鼻咽炎、咽喉炎、慢性扁桃体炎等咽喉部疾病有关。

2015年，美国胸科医师学会（ACCP）颁布的咳嗽指南明确指出，鼻后滴流综合征、咳嗽变异型哮喘和胃食管反流是慢性咳嗽的最常见病因。我国最新颁布的《咳嗽的诊断与治疗指南》推荐的鼻后滴流综合征诊断标准如下。

1. 发作性或持续性咳嗽，以白天咳嗽为主，入睡后较少咳嗽。
2. 鼻后滴流和／或咽后壁黏液附着感。
3. 有鼻炎、鼻窦炎、鼻息肉或慢性咽喉炎等病史。
4. 检查发现咽后壁有黏液附着。
5. 经针对性治疗后咳嗽缓解。

需要注意的是，鼻后滴流综合征的诊断缺乏特异性，对可疑鼻后滴流综合征的患者应行相应的专科检查，如鼻咽喉镜、鼻窦CT等检查，可以发现鼻、鼻窦、鼻咽和咽喉等疾病。

现代医学目前对本病的治疗是基于其可能的基础疾病采取特异性的治疗，主要是使用抗过敏、抗生素、糖皮质激素、黏液促排剂等药物，局部亦可配合使用减充血剂、鼻用激素等。药物治疗效果不佳时可行外科手术治疗。

中医治则强调"化痰宣肺，鼻咽喉同治"

"鼻后滴流综合征"可归于中医"咳嗽""鼻渊""鼻窒""喉痹"等范畴，病位在鼻和咽喉，在内相关肺、脾、肾等脏。本病病因为痰，病机为"痰浊留恋，鼻咽不利"，治以"化痰宣肺，鼻咽喉同治"。治疗上要分清寒热、虚实、表里，进行辨证论治，疏风宣肺、健脾化痰、补肺温肾为主要的治疗方法。同时根据病邪的兼夹、病位的深浅、病机的转变等不同，以制订整体治疗方案，并结合个体化对症加减。

本病临床上分实症和虚症。实症有风邪外侵、痰浊阻肺、肺经蕴热，以止嗽散、二陈汤、苍耳子散、辛夷清肺饮等方加减。虚症多见肺气虚弱、脾虚湿困和肺肾两虚，常用小青龙汤、参苓白术散、玉屏风散、真武汤等加减治疗。

鼻部的外治对本病的治疗也非常重要，如滴鼻、海盐水洗鼻、盐水漱口、鼻超声雾化、鼻窦负压置换治疗等。鼻部外治可直接清除鼻腔及鼻咽部致病菌、尘螨等，减少炎症介质，增强纤毛功能以促分泌物排出，改善血管渗出和黏膜的水肿，有助于黏膜的修复，以达到减轻或消除症状的目的。

此外，患者还应重视衣、食、住、行的调护，如勤添衣服，避风寒，预防感冒；禁食生冷、油炸食物，禁烟、酒；多接触阳光，适量运动；避免接触冷空气、油烟等刺激性气体等。

李云英

提醒！久治不愈的咽喉异物感、声嘶咽痛、痰多咳嗽，病根可能是它

在门诊，经常有患者问："我因为咽喉炎吃了很多的中药和西药，为什么都治不好？我'讲话很费力''喉咙总是不舒服，异物感''痰很多'，常'咳嗽清嗓'。"作为耳鼻喉科医生，当患者咽干咽痛、异物感、慢性咳嗽、声嘶和吞咽困难久治不愈时，还会考虑一种可能的原因——反流性咽喉炎。

什么是"反流性咽喉炎"

反流性咽喉炎，是因食管上、下括约肌松弛，致胃内容物反流到咽喉部而引起的一系列咽喉部症状和体征的总称。既往对此病常常诊断为慢性咽喉炎、梅核气，然而按照常规治疗后，症状未见明显缓解。

最新研究表明，咽喉炎患者中大约一半与咽喉反流相关。咽异物感、慢性咳嗽、声嘶和吞咽困难与咽喉反流相关比例高达64%、55%、50%和35%。

咽喉反流有哪些临床表现

咽喉反流与发声、吞咽及咽喉部的许多症状有密切的关系，易与咽喉炎、哮喘及心脏病混淆。其原因是咽喉部受众多神经支配，反流物刺激咽喉部神经，或使咽喉、声带及其周围组织充血、水肿而引起一系列症状。

1. 声嘶及发音困难。
2. 咽干、咽痛、异物感、吞咽不利。
3. 慢性咳嗽、痰多、清嗓。
4. 其他，如口臭、呼吸不畅，甚至呼吸困难等。

咽喉反流可导致哪些疾病

目前已经证实，咽喉反流可导致的疾病包括慢性咽炎、慢性喉炎、慢性咳嗽、喉接触性肉芽肿、阵发性喉痉挛、声带任克间隙水肿、声带白斑、后天性喉狭窄、哮喘、声门型喉癌、中耳炎、鼻窦炎、阻塞性睡眠呼吸暂停低通气综合征等。

咽喉反流性疾病如何诊断

根据患者的症状以及辅助检查可以对咽喉反流进行诊断。

1. **喉镜检查**　包括动态喉镜和电子鼻咽喉镜。咽喉反流患者在喉镜下可出现局部充血水肿、红斑、黏膜肥厚、增生等表现。

2. **24 小时胃酸 pH 监测和阻抗监测**　目前认为这是诊断本病的金标准。

3. **胃镜检查**　以排除胃和食管的其他疾病。

如何治疗咽喉反流性疾病

咽喉反流性疾病的治疗包括改变生活方式、药物和手术治疗。

1. **改变生活方式与生活习惯**　生活方式与生活习惯的改变对本病症状的缓解具有重要意义，往往是决定药物疗效的前提，是本病的基础治疗。包括控制体重、加强体育锻炼、戒烟戒酒、合理膳食等。

（1）合理膳食以高蛋白、高纤维、低脂肪为原则。避免进食巧克力、浓茶、咖啡、可乐等使食管括约肌压力降低的食物，以及影响食管括约肌肌力的药物（如钙离子拮抗剂、地西泮、硝酸甘油、茶碱等）。

（2）睡前 2～3 小时停止进食，餐后避免立即平卧。

（3）不穿紧身衣服、不紧束腰带，不做弯腰俯身等导致腹内压增加的动作等。少进食酸辣刺激性食物、柑橘类食物及肥腻难消化的食物，这些都会刺激胃酸过多分泌。

（4）合理用嗓，避免声带疲劳而造成声带的损伤。

2. 中医药治疗　近年来，大量研究表明，运用中医治疗本病具有较好的疗效，能消除和缓解患者的临床症状，降低复发率，减少抑酸药的不良反应。

咽喉反流性疾病应从"脾"论治，因"脾主肌肉"，脾气健运则全身肌肉充实，当然也包括食管上括约肌和下括约肌。我们在临床实践中发现，咽喉反流性疾病患者多见痰瘀、肝郁、脾虚这几种证型，在益气健脾的基础上，针对上述证型分别用半夏厚朴汤、柴胡疏肝汤、香砂六君汤化裁，在临床上取得了很好的疗效。

此外，中医药治疗讲究整体调理和个体化治疗，临床疗效跟临床医生的用药经验以及患者的具体病情、饮食起居习惯、性情有密切关系。所以咽喉反流患者首要任务是改善饮食起居、调畅情志。正所谓"三分治，七分养"，防病重于治病。

李云英

咽部似有异物，咳不出，咽不下？可能是"梅核气"作怪

门诊经常会遇到一些患者，焦虑地走进诊室，诉说着同样的问题，"医生，我总是感觉喉咙里面有东西，我是不是长瘤了？"大部分这类患者，在经过一系列检查后，发现没有器质性病变，这时候，就要小心是不是梅核气从中作祟！

什么是梅核气

要谈梅核气，我们首先要了解一下"梅核气"的由来。"梅核气"是一个中医病名，这个词早在宋代先人的书里就有记载，《南阳活人书》中有讲到"梅核气……塞咽喉，如梅核絮样，咯不出，咽不下"，不得不佩服古人的智慧，能够把梅核气这种"咯不出，咽不下"的感觉形象地描述出来。

梅核气对应的西医属于咽喉神经功能障碍性疾病，亦称"喉异感症"，临床上泛指除疼痛外的各种咽喉部的异常感觉，如咽异物感、胀塞感、黏着感等，感觉多样，忽上忽下，时有时无。咽喉检查无器质性病变。

为什么会得梅核气呢

梅核气患者的这种咽异物感，往往在空咽时明显，饮水、进食时反而症状不明显或消失，检查咽部是正常的，而且女性患者多于男性，患者大多数是中年人，年龄在 40 ~ 50 岁。

为什么女性患者多见呢？

中医认为，梅核气的形成可归结为两点：一为"气"，二为"痰"，主要是由于情志抑郁、气机不利，以致肝脾失调、气血津液运行失常，导致痰气互结于咽喉而为病。医圣张仲景在《金匮要略》里也有言："妇人咽中如有炙脔，半夏厚朴汤主之。"

梅核气的形成，往往和情绪有关，譬如在生气时、着急时症状就会加重，而且部分患者会伴有焦虑、抑郁。

众所周知，女性心思往往比较细腻，容易受到大事小情的干扰出现情绪波动，导致肝气郁结，而中医讲"咽为肝之使"，"使"即使唤、奉命出使的意思，也就是说咽喉奉肝之命，行肝之令，若情志所伤，肝气郁结，循经上逆结于咽喉，这时，就会出现咽异物感之症。因此梅核气和情绪的关系是非常密切的。

梅核气就是慢性咽炎吗

通过以上讲述，相信大家已经知晓，"哦，原来梅核气也会出现异物感呢"，那医生还说我得了"慢性咽炎"，两者到底是不是一回事呢？

梅核气并非我们常说的慢性咽炎。

慢性咽炎是咽部黏膜、黏膜下及淋巴组织的慢性炎症，临床上以咽喉干燥、痒痛不适、咽内异物感或干咳少痰为特征，病程长，易反复发作。慢性咽炎患者也会出现咽异物感，但是往往病情变化与情志改变无关。

临床上，不少患者常因慢性咽炎长期不愈、精神压力过大而加重咽异物感，此时，患者既有梅核气典型症状——"异物感因情绪变化而变化"，又有慢性咽炎的症状——"咽干、咽痒、异物感"，这时，大家往往容易困惑"我到底得了什么病"，出现这种情况，就不能单纯地认为是"梅核气"或者"慢性咽炎"，而是兼而有之。

"梅核气"如何诊断

如果出现了咽异物感症状，一定要到正规医院就诊，完善咽喉及食管的相关检查，排除咽喉及食管肿瘤等器质性疾病。咽喉及食管肿瘤若出现咽异物感，在进食吞咽时会加重；而梅核气的咽异物感则是空咽时明显，进食的时候反而减轻。

"梅核气"如何治疗

从中医的角度讲，梅核气多是由于平时情绪抑郁、肝气郁结、气机阻滞、咽喉气机不利导致的，故治疗上采用柴胡疏肝散、逍遥丸等疏肝理气、散结解郁；如若病久或是反复发作者，多伴有痰气互结或痰瘀互结，这时采用半夏厚朴汤加减治疗，疗效显著。

梅核气茶饮推荐

五花茶

【材料】合欢花、厚朴花、佛手花、绿萼梅、菊花各 2 克。
【用法】沸水冲泡，代茶饮。

此外，由于本病病因复杂，治疗上应配合心理治疗，注重生活调养，疾病发作期间少食辛辣、油炸之物，戒烟酒；舒畅情志，减轻心理负担，亦是治疗本病的重要所在。

张君丽

慢性咽炎的防治秘籍

教师是一份崇高而又辛苦的职业，稍不注意"职业病"就会"形影相随"，慢性咽炎就是其中之一。

慢性咽炎常见咽干、咽痛、咽痒、咽灼热感或咽异物感，有的则表现为频繁清嗓，咳嗽、漱口、刷牙或进食时有恶心、干呕感。症状常在进食辛辣刺激性食物、熬夜、疲劳甚至天气变化时加重或发作。

慢性咽炎病因较多，教师人群最主要的病因还是用嗓过多。近年来，多媒体教学的普及，粉笔书写粉尘引起的慢性咽炎有所减少。

慢性咽炎患者如何自我调养

1. **合理使用嗓音**　缩短咽部持续充血时间，避免连续的课时安排，授课时要求保持肃静，避免高声长时间讲话，大课堂则需借助麦克风等减少声带负担。

2. **防治口鼻咽疾病**　预防呼吸道感染，积极防治口鼻及咽喉疾病。锻炼身体，增强免疫力，使"正气存内，邪不可干"。

3. **保持口咽部洁净**　饭后、睡前和早晨及时清洁口腔。日常可用温盐水漱口，清洁和湿润咽部黏膜，减少口咽感染机会。

4. **避免空气和粉尘等刺激** 尽量减少粉笔的使用，工作和居住环境保持空气清新和流通，空调温度勿过低。避免接触有毒和刺激气体，及时戴口罩减少粉尘污染。

5. **保持健康的饮食习惯** 戒烟忌酒，发病期间杜绝辛辣、煎炸、冰冷、过烫等食物，以免加重病情。猪蹄、鱼类、豆类、动物肝脏、新鲜水果和绿色蔬菜等富含胶原蛋白和维生素 B、维生素 C 族的食物，有益于咽部黏膜修复。

6. **有良好的作息习惯** 不吃夜宵，睡前 3 小时不进食，不过劳，避免熬夜。放松心情，精神过度紧张会加重病情。

7. **适当使用药物** 中成药制剂和喷雾剂类均能有效地缓解症状。慢性咽炎急性发作期间可采用中药治疗或适当应用抗生素。

8. **常用药茶推荐**

（1）慢性咽炎急性发作：金银花 10 克、射干 10 克、薄荷 5 克、生甘草 5 克。清水 1 000 毫升，可热水浸泡出味，也可以煮开后分次饮用。

（2）咽部异物感明显：薄荷 5 克、杭菊花 10 克、紫苏梗 10 克、生甘草 5 克。清水 1 000 毫升，可热水浸泡出味，也可以煮开后分次饮用。

（3）咽干微痛：玄参 15 克、石斛 15 克、梨 30 克。清水 1 000 毫升，可热水浸泡出味，也可以煮开后分次饮用。

（4）黏痰多而难咳：陈皮 5 克、桑白皮 15 克、桔梗 10 克、生甘草 5 克。清水 1 000 毫升，可热水浸泡出味，也可以煮开后分次饮用。

（5）咽部不适伴有声嘶：胖大海 10 克、木蝴蝶 10 克、石斛 15 克、甘草 5 克。清水 1 000 毫升，可热水浸泡出味，也可以煮开后分次饮用。

（6）咽部淋巴滤泡较多：猫爪草 20 克、丹参 25 克、夏枯草 15 克。清水 1 000 毫升，可热水浸泡出味，也可以煮开后分次饮用。

以上药茶宜温服，可根据症状选用。

喉部局部按摩及锻炼

通过刺激咽喉部穴位及周围肌肉，促进咽喉的血液和淋巴循环，有益于消除局部炎症。

注意：使用上述方法如无缓解，或疾病加重，应及时到医院诊治。

写在最后

首先，慢性咽炎是可以治愈的。中医治疗本病有较大优势，要树立信心和耐心。同时需要饮食、作息和生活习惯调整相配合，方能达到满意的疗效。最后，祝所有老师身体健康，桃李满天下！

周世卿

知否？知否？微笑可治"梅核气"

"医生，我喉咙里有东西吐不出、咽不下，什么检查都做了，也没发现长东西，我平时不抽烟，不喝酒，饮食也很注意的，怎么会这样呢？"

门诊常常遇到这类患者，因为咽喉不适做了各种检查未见异常，各处求医无果。

出现这种情况，很有可能是"梅核气"在作祟。"梅核气"的主要特征是什么呢？

梅核气以咽部异物感为最常见症状，吞之不下，吐之不出，常与情绪波动相关，且经过检查咽喉部、食管及甲状腺等器官未发现异物或器质性病变。

中医学怎么看"梅核气"

"梅核气"是中医学病名，与西医的咽喉神经功能障碍性疾病相似，亦称"喉异感症"。

隋代巢元方在《诸病源候论》中说："咽中如炙脔者，此是胸膈痰结，与气相搏逆上，喉之间结聚，状如炙肉之窗也。"

现代社会，人们喜饮冷饮及甜食，非常容易伤及脾胃阳气。而脾胃属土，肝属木，五行生克关系中，土虚则木犯，脾胃弱则滋生痰浊。肝经上达咽喉，一旦遇到情志不畅（如生气、郁闷等），或本身有焦虑、抑郁的人，容易出现木郁乘土的现象，即肝气郁闭在经络内得不到疏泄，与痰浊相结，形成痰气之邪。

而咽喉部因为与诸多经络通达，最为敏感，痰气之邪上犯于咽喉，就会出现咽异物感之症。

名中医支招：微笑可治"梅核气"

从中医的角度来看，"梅核气"主要是因情志不畅、痰气交阻、咽喉气机不利导致，故治疗上采用半夏厚朴汤、柴胡疏肝散等方药化裁以理气化痰、散结解郁。

平时，要注意少吃甜食和冷饮，也可以自行轻柔按摩一些穴位，比如颈部的人迎、廉泉，脚背的太冲、行间等。

当然，解铃还须系铃人，用药的同时，还是要学会自我调整情绪。

中医认为，七情不调，可生百病；七情调和，则可防病。比如向亲友倾诉，或做一些自己喜欢的事情或运动以达到排解不良情绪的目的，遇到烦恼时做做深呼吸，暗示自己要放松等，保持心情舒畅，笑口常开，因为微笑可治"梅核气"。

"梅核气"茶饮推荐

佛手理气饮

【材料】佛手、茯神、紫苏梗各5克，玫瑰花、绿萼梅、陈皮各3克，用约400毫升开水冲泡后当茶饮。

【功效】理气化痰，解郁安神，本方用于"梅核气"，症见咽异物感、口苦、睡眠不佳等症状的调理。

梅花茶

【材料】绿萼梅、玫瑰花、厚朴花、郁金各 3 克，佛手、枸杞子各 5 克，绿茶 2 克，用约 300 毫升开水冲泡，代茶频饮。

【功效】理气、散结、解郁，本方宜用于"梅核气"气郁不舒、兼见胸闷胁胀等症状的调理。

李　凯

声嘶？发声障碍？
不妨试试发声训练

诊室故事一

"医生您好，听说这里可以做声音训练？"

"是的，我们有发声训练班。"

"那太好了，我小孩在外院诊断为声带小结，吃了几个月的药还是不好，请问能上这个课吗？"

......

诊室故事二

"医生，我又来了。"

"请问您哪里不舒服？"

"我呀，还不是老问题，上次吃了您的药好多了，结果这几天讲课多，声音又哑了，我总不能不讲课吧，哎……"

......

门诊经常会遇到这样一类人，他们可能是教师、销售、话务员、嘈杂车间的工人、顽皮吵闹的小孩、变声期的青少年……或许在您看来这些人并没有什么特别的共同之处，但在耳鼻喉科医生眼中，他们都有可能因同一个问题困扰而就诊——声嘶，我们也习惯称之为"发声障碍"。

临床上，发声障碍在教师和其他职业用声者人群中患病率较高。尽管大量人群有明显的嗓音问题，但求医的却相对少数。因此，下面我们给大家科普"发声障碍"的相关问题。

声音是如何产生的

语音是由人的发声器官发出来的，发声器官包括动力器官、振动器官、共鸣器官和构音器官。

1. **动力器官** 即呼吸系统，包括肺、膈肌以及有关的呼吸肌群，其主要功能是提供声音产生及维持的气流动力，也就是空气动力系统。

2. **振动器官** 包括声带、喉肌及喉相关软骨和关节，其主要振动体为声带，气流冲击微微闭合的声带产生声波。

3. **共鸣器官** 发声时参与共鸣的系统有鼻腔、鼻窦、咽腔、喉腔、口腔、头腔、胸腔及整个声道。人最重要的共鸣腔是咽腔、喉腔及整个声音产生的通道。说话时适当打开共鸣腔，可以说话省力、增加音量。

4. **构音器官** 构音系统主要是通过唇、舌、齿、腭，变化口腔和咽腔形状或容积，发出元音和辅音。发音时气流不受阻碍，根据张口大小、唇的圆扁及舌体的前后、高低，形成不同的元音。

总之，整个发声的过程需要动力系统（肺、膈肌、呼吸肌等），振动系统（喉、声带等），共鸣系统（口腔、鼻腔及鼻窦、胸腔、喉腔、咽腔等），构音系统（舌、齿、唇、腭）共同参与，各系统平衡协调地运动，讲话或歌唱才不会费力。

人的发声器官具有复杂的功能，主要是发声和言语。任何一个或几个部位的器质性或功能性疾病均可导致发声障碍。

常见的"发声障碍"相关疾病

1. 急性喉炎、慢性喉炎。

2. 声带良性病变（如声带囊肿、声带息肉、声带小结）。

3. 声带任克氏水肿、声带突肉芽肿、喉淀粉样变、声带瘢痕等属于其他声带良性的病变。

4. 声带的先天性病变，包括声带沟、声带表皮样囊肿、喉蹼。

5. 青春期变声障碍、男声女调、女声男调、心因性发声障碍、焦虑样嗓音都属于声带功能性发声障碍。

6. 发声障碍也可能是需要及时诊治的严重或进行性疾病的症状，包括神经系统疾病（如声带麻痹、痉挛性发声障碍、特发性震颤、帕金森病、肌萎缩侧索硬化症、多发性硬化症），胃肠道疾病（如胃食管反流），风湿性或自身免疫性疾病（如风湿性关节炎、干燥综合征、结节病、淀粉样变性）等。

为什么要训练发声

讲话多、发声习惯、发声方法不当是导致嗓音病的主要原因。错误的发音方法会形成错误的语言条件反射，不经矫治可能终生也不会自己恢复。

发声训练可帮您矫正不良发声习惯、减少声带机械性创伤！国际公认发声训练是和药物、手术治疗同等重要的嗓音类疾病的治疗方法。

发声训练有哪些内容

发声训练主要包括以下几方面的内容。

1. **放松训练** 消除发声时的紧张和过度用力，包括肩部放松、颈部放松、喉部放松训练。

2. **呼吸训练** 采用"慢吸慢呼"方式，调节和控制呼吸。

3. **嗓音的声学训练** 包括音量异常训练、音调异常训练等，嗓音声学训练可以发挥出发声器官的潜能，改善共鸣，丰富音色。

其中放松训练和呼吸训练是发声训练的基础，是进行嗓音声学训练的前提。正确的发声是保持呼吸器官、振动器官（声带）及共鸣器官之间的平衡。正确发声有益健康，因为正确发声可增加呼吸量，使人吸入大量氧气，激活新陈代谢；能松弛神经、调节情绪，激活身体的免疫系统。

如果您正面临嗓音方面的困扰，不妨试试发声训练。

张君丽

声音嘶哑，反复不愈，医生说这项检查必须做

"医生，我声音又哑了。"

"又哑了啊？这次做个喉镜看看吧。"

"唉，多大点事呀，还用得着做喉镜？您给我开个喷喉咙的药，弄点利喉的含片给我含含就好了。"

门诊中有时会遇到这种习惯自我诊治的患者，认为声音哑了没多大问题。但是，事实上，事情并没有那么简单！

耳鼻喉科临床常见的引起声音嘶哑的声带疾病包括良性病变和恶性病变，其中有些疾病能够通过噤声、喷喉、药物保守治疗或嗓音训练就能痊愈，但有一些却需要手术干预，如果不检查清楚，可能会因拖延过久造成难以挽回的局面。

喉动态镜检查（简称喉镜），也就是给声带拍张清晰的照片，才能够为医生提供直观的诊断依据，为下一步的诊疗提供思路。

可别看声带只有小小的两条，它上面能长的东西可不少！

下面就为大家展示一下，有哪些常见的"坏东西"能够在我们的声带上"作妖"。

"医生，我声音又哑了。"

"又哑了啊？这次做个喉动态镜看看吧。"

"我上次做过纤维鼻咽喉镜了，还需要做喉动态镜吗？"

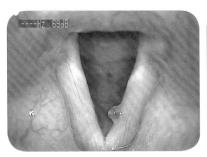

出血性息肉

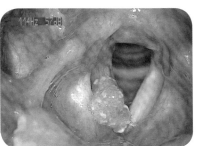

喉癌

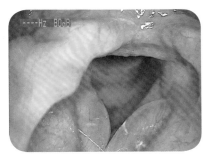

任克氏水肿

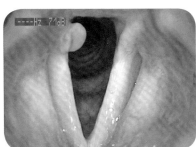

肉芽肿

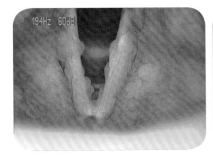

乳头状瘤

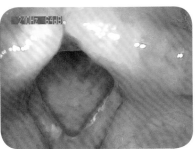

声带白斑

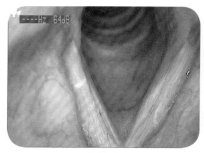

声带沟

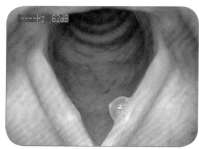

声带囊肿

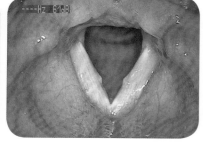

声带息肉

声带小结

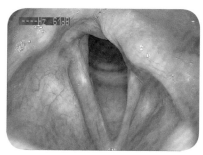

左声带麻痹

医生解释道："这两种检查是不一样的，喉动态镜检查并不能被纤维鼻咽喉镜所取代。"

简单来说，两者之间的区别就像是静态相片和动态电影的区别。纤维鼻咽喉镜只能够观察到声带的静止状态，而喉动态镜则能够观察发声时声带的振动特性，是唯一能够看到声带黏膜波移动方式的检查。

喉动态镜检查又称为频闪喉镜检查，有以下作用。

（1）可以通过观察声带黏膜波情况发现普通光源下难以发现的病变，如声带沟、声带内的微小囊肿等。

（2）可以通过观察声带黏膜波明确病变范围，指导手术切除的范围。

（3）对喉显微外科手术后评估发声质量有重要意义。

（4）可以动态观察病变进展的情况。

"医生，我声音又哑了。"

"又哑了啊？这次还是做个喉镜看看吧。"

"喉镜？会很难受吧？医生，虽然我也知道必须做，但我确实很怕啊……"

门诊有时也会遇到心存恐惧的患者，听到做喉动态镜检查就打"退堂鼓"。

其实，并没有那么可怕！那么，喉动态镜检查应该怎样做呢？

目前，部分医院使用的是 70°硬管镜，硬管镜的好处是成像更清晰。

在检查的过程中，医生会拉住患者的舌头，将镜子从口腔放入至咽后壁。

有患者说，一条硬管镜放到嘴巴里，不难受才奇怪呢！

确实，由于咽反射的存在，会有恶心的感觉，但只要做到以下几步，就能够很快地配合医生完成检查，得到一张清晰的声带照片！

（1）端坐，头不仰高，眼睛目视前方，检查过程中保持这个姿势不动。

（2）舌头尽量外伸，不做吞咽动作，觉得恶心反胃时做深吸气的动作缓解不适。

（3）配合医生的检查节奏，听从医生的指示，跟着发音或做深吸气的动作。

（4）有些患者的咽反射确实非常强烈，难以配合检查，不用担心，可以通过含服局麻药缓解不适后，再进行检查。

上面我们从各方面介绍了诊断声带疾病的几项重要的检查方法。如果出现了反复的声嘶不愈，请不要犹豫，鼓起勇气配合医生做一个喉动态镜检查，给声带拍张清晰的照片，以协助医生进行准确的诊断！

谭梦佳

咽痛、咽异物感、颈痛、耳痛久治不愈，省名中医提醒要警惕"茎突综合征"

耳鼻喉科常有一部分患者，因反复出现咽痛、舌痛、头痛、头晕、耳鸣、颈肩部疼痛不适等诸多症状前来就诊。

这部分患者到门诊的第一句话就是："医生啊，我这个病看了好久，换了好几个医生，都说是咽喉炎，但总是治不好！"

这类患者经常规检查未发现明显病变，但又确实存在不适症状，是怎么回事呢？医生提醒您，要警惕"茎突综合征"！

什么是"茎突综合征"

茎突综合征是由于茎突过长（茎突长度超过 30 毫米），或其方位、形态异常，刺激邻近血管、神经，引起的咽部异物感、咽痛及反射性耳痛、头颈痛和涎液增多等症状的总称。

本病常见于成年人，是耳鼻喉科常见病之一，其临床症状表现较为复杂，易与慢性咽喉炎、咽异感症、舌咽神经痛、咽部及舌根早期肿瘤等疾病相混淆。

"茎突综合征"的病因

茎突过长是引起本病的主要原因。或见于扁桃体炎及扁桃体切除手术后局部瘢痕激惹、茎突舌骨韧带钙化等。

"茎突综合征"的症状

1. **一侧咽痛**　常见于扁桃体区，舌根部或者舌骨区，可由于吞咽、说话或头位变动时诱发或加剧。

2. **咽部异物感或梗阻感**　空咽时异物感加重，导致频繁吞咽。

3. **舌痛**　可有舌根部疼痛，发麻、发硬，舌头不灵活。

4. **耳鸣及耳痛**　持续性耳鸣或搏动性耳鸣，有时可因转头或压迫颈动脉而改变。

5. **头痛**　常在太阳穴、眼眶、额部出现胀痛、钝痛、刺痛牵扯和胀痛感，多因转头和吞咽而发作或加重。

6. **颈部下颌角部位疼痛**　颈部可有钝痛、刺痛牵扯和胀痛感，多因转头发作或加重。

"茎突综合征"的诊断

本病的诊断主要依据患者的主诉、临床触诊和影像学检查。

1. 多见于青壮年，具备上述症状者。

2. X线或CT三维重建测量茎突长度 > 3厘米。

3. 扁桃体区触痛或能摸到茎突尖，在转头或伸屈头部时更明显。触诊往往会加重咽痛，患者常诉说此处为不适之处。可在患侧下颌角或颈部触及压痛点。

本病诊断时，须排除咽肿瘤、扁桃体隐窝内异物、舌咽神经痛、咽异感症等。

"茎突综合征"的治疗

采用手术方法截短茎突是茎突过长综合征的根治方法。

即使明确了茎突过长也并非一定要手术切除，无症状时可不用治疗。症状轻微可以采取保守治疗。除非症状极为痛苦，才选择手术截短茎突。

中医有较多的治疗手段，在减轻和消除本病症状方面疗效突出。

（1）对于咽异物感和咽痛，可选择中药雾化吸入、中成药含服、耳穴压豆、中药离子导入和中药汤剂治疗。

（2）中药汤剂以辨证为原则，多以行气化痰、活血祛瘀、疏肝解郁、健脾益气、养阴清热、利咽止痛为法。

（3）对于耳痛、耳鸣症状，除中药汤剂外，尚有沐足、耳穴压豆、针刺与中药穴位注射等治疗方法。

（4）头痛、颈肩部症状，可采取针灸、推拿等治疗方法。

周世卿

"声音嘶哑"勿轻视，可能暗藏"大危机"

"声音嘶哑"了，是单纯的喉炎吗

声音是我们日常工作、学习、交流的重要工具，是人的"第二张名片"。而发声的嗓子就是"喉"，喉是人体呼吸、发音的重要器官，一旦出现病变，就会导致声音嘶哑、呼吸不畅，甚至会危及生命。

病例一

贝贝是位 4 岁的小女孩，一次感冒后突然出现声音嘶哑、发热、"空 - 空"样咳嗽，接着贝贝呼吸变得不顺畅了，家长急忙带孩子去医院，经过医生的诊断，贝贝得了"急性喉炎"，幸亏及时送医院，经过医生的积极治疗才脱离危险。

案例一分析

贝贝是因"急性喉炎"出现的声音嘶哑。小儿急性喉炎主要是由细菌、病毒感染所致，一般起病较急。主要症状有声音嘶哑、犬吠样咳嗽，严重者可出现喉梗阻。因儿童喉腔狭小，软骨软弱，咽喉部黏膜淋巴及腺体组织丰富，黏膜下组织松弛，感染后，易导致黏膜充血、喉腔狭窄甚至梗阻。由于小儿喉部的这种特殊结构，治疗如果不及时，可能会导致急性喉梗阻而危及生命。

顾伯刚刚退休，平时喜欢唱小曲儿的他经常约上几个好友，练练嗓子。突然有一天，顾伯发现自己讲话声音"变沙哑"了，以为是自己最近练曲太多，声带疲劳了，休息一阵应该就会好，于是并没有把这件事放在心上。可是，休息了 1 个月，还是没有好转，声音嘶哑反而越来越严重，还出现了痰中带血的情况，这才来医院就诊，经过医生喉镜检查后，才得知自己的喉咙并不是疲劳了，而是患上了"喉癌"。

案例二分析

顾伯出现的声音嘶哑是因为患上了"喉癌"。喉癌是发生于喉部的恶性肿瘤，多见于中老年男性，主要症状为声音嘶哑、咽喉部异物感、咳嗽，甚至痰中带血、呼吸困难等。喉癌患者早期即可出现声音嘶哑症状，但因声音嘶哑症状并不具有特异性，往往被患者忽视。

病例三

王阿姨无意间觉得自己声音嘶哑了，饮汤时还容易呛咳，觉得自己可能是上火了，不以为意，就自行吃了清热解毒的药。吃了一段时间的药以后，王阿姨声音嘶哑的症状一点好转迹象都没有，自己也觉得奇怪，就来医院就诊，医生给阿姨做了喉镜检查，结果显示"左侧声带麻痹"。进一步拍胸部 CT 检查，发现是肺部长了肿瘤，出现了纵隔的淋巴结转移，压迫了喉返神经而导致的声音嘶哑。

王阿姨为"肺部肿瘤"压迫喉返神经出现的左声带麻痹，进而导致声音嘶哑。喉返神经为喉肌主要的运动神经，分左右两支。出现单侧麻痹，特别是左侧麻痹时，首先要排除的是头颈、胸部肿瘤压迫喉返神经导致的声带麻痹。应仔细询问病史，详细查体，完善头颈及胸部影像学检查，并密切随访，以免漏诊。

揭秘"声音嘶哑"

通过以上案例，大家可以了解声音嘶哑不仅仅是由喉炎引起的。那么，到底都有哪些疾病可以引起声音嘶哑呢？我们总结"声音嘶哑"的常见原因如下。

1. **急性喉炎** 起病较急，常有上呼吸道感染表现，主要症状为声音嘶哑、咽喉痛、咳嗽、痰多等，检查可见喉黏膜、声带弥漫性充血、肿胀，常附着黏痰。其中小儿急性喉炎多表现为发热、声嘶、"空－空"样咳嗽、呼吸困难等。

2. **慢性喉炎** 起病缓慢，声音嘶哑初起为间歇性，后呈持续性；检查见声带慢性充血、肥厚或萎缩，可有声门闭合不全。

3. **喉的良性增生性病变** 如声带小结、声带息肉、声带囊肿等，患者声音嘶哑多呈持续性。声带小结检查多见双侧声带前中 1/3 边缘处有对称性小突起；声带息肉检查见声带边缘表面光滑，有息肉样隆起，多为单侧。

4. **喉乳头状瘤** 患者病程缓慢，声音嘶哑逐渐加重，检查可见灰白色乳头样肿瘤，常见于声带或室带（室带又称假声带，左右各一，位于声带上方与声带平行，由室韧带、肌纤维及黏膜组成，呈淡红色）处。易复发，可癌变。

5. **喉癌**　患者常呈进行性加重的声音嘶哑、喉痛、痰中带血，有时可引起呼吸困难，检查可见菜花样或结节状肿物，多发生于声带、室带或会厌处，有时声带固定，可有转移性颈淋巴结肿大。

6. **喉外伤**　有外伤史，声音嘶哑，咽喉部出血，皮下气肿，呼吸困难，喉痛。检查见早期喉黏膜充血肿胀，喉腔变形，后期狭窄，声带运动障碍。

7. **喉返神经麻痹**　单侧喉返神经麻痹初期症状表现为声音嘶哑，后因健侧代偿，发声可接近正常，检查见患侧声带居正中位或旁中位；双侧喉返神经麻痹患者除声音嘶哑外，有吸气性呼吸困难，检查见双侧声带近正中位或旁中位。

8. **喉异物**　有异物吸入史，表现为声音嘶哑、剧咳、呼吸困难，根据异物病史、喉镜检查、喉侧位 X 线片，常能明确诊断。

此外，声音嘶哑还可由癔症性失声、喉结核、咽白喉等原因而致。

结语

声音嘶哑原因多，勿轻视！一旦出现声音嘶哑，应尽早到医院诊治，行喉镜等相关检查，明确病因，积极治疗。特别是 40 岁以上的男性，有吸烟史，声音嘶哑超过 1 个月，必须及时就医，以免延误病情！

张君丽

咽喉炎高发，专家向您推荐这些防治方法

据统计，节日期间和节后耳鼻喉科门、急诊看咽喉炎的患者明显增多，是咽喉炎的高发时节。

那么，节日期间如何预防咽喉炎的发作？如果咽喉炎发作了，该怎么治疗？

咽喉炎为什么在过节时 / 后高发

因为节日期间人们生活不规律，多数人忙于应酬，探亲访友，游玩聚会，烟酒摄入过量，饱食熬夜，体力超支，休息不够，身体状况欠佳，所以咽喉炎高发。

1. 过量饮酒，最直接的就是酒精对咽喉部黏膜的刺激，醉酒后呕吐、反酸、呛咳更是进一步地刺激咽喉部黏膜，酒对食管、胃有很大的损害性，若引起胃食管反流，这对咽喉就是持续的、恶性循环般的"损伤"。

2. 烟草中含有大量尼古丁、焦油等各种对人体十分有害的物质，而在人体的上呼吸道结构中，咽喉部则是烟雾进入身体的必经之处，这些有害物质会对咽黏膜产生刺激，直接损伤咽喉部黏膜，容易使咽喉发炎。

3. 长假回家，舟车劳顿，人们在旅途中经常吃泡面和辛辣零食，这些食品容易造成"上火"，使咽喉红肿、疼痛，引发 / 加重咽喉炎、扁桃体炎等。

节日期间如何预防咽喉炎的发作

1. **饮食合理搭配**　节日中要饮食有节、清淡，少食用高脂肪类和辛辣类食物，少荤多素，多吃蔬菜水果，多饮水，这样可保持人体正常需要的维生素和水分，保证咽部黏液腺的分泌，使咽黏膜得到充分润养。

2. **戒烟、限酒、少辣**　烟、酒、辣属于辛热之品，均能刺激咽喉黏膜，致使咽喉黏膜充血、肿胀，腺体分泌增多，导致咽痛、多痰、声音嘶哑、咽干不适、咽痒咳嗽。

3. **注意口腔卫生**　咽喉部是空气、食物进入的"通路"，要勤刷牙，早晚可用淡盐水漱口，可清洁和湿润咽喉黏膜，改善咽部环境，预防细菌感染。

4. **生活起居有常**　注意娱乐有度，休息娱乐兼而有之，既不过劳又不过逸。春节期间气候变化较大，人们要防寒保暖，增强人体的免疫力。

5. **适当控制用声**　用声不当、过度，可能会对声带造成损伤。因此，聊天、唱歌时要有节制，避免持续讲话和唱歌对咽喉造成损伤。

咽喉炎发作了，该怎么治疗

咽喉炎发作了，要注意休息，多饮水及流质饮食，注意大便通畅。

全身症状较轻或无全身症状者，可采用局部含漱、雾化吸入、含服含片等治疗。若头痛、发热、四肢酸痛及咽部疼痛剧烈者，可内服中药，或使用抗生素或抗病毒药物。

中医认为，急性咽喉炎多由于风热或风寒之邪外侵，或肺胃热盛而致。治疗宜以疏风散邪、清热利咽、滋养肺胃等辨证施治为主。

常用的清咽润喉药茶

1. 金银花 15 克、薄荷 5 克、生甘草 5 克，煎水漱口。适用于咽炎发作，咽痛、咽干者。

2. 白菊花 10 克、金银花 15 克、桔梗 10 克、薄荷 5 克、生甘草 5 克，煎水温服。适用于慢性咽炎、扁桃体炎急性发作者。

3. 玄参 15 克、石斛 15 克、麦冬 15 克、生甘草 5 克，煎水温服。适用于咽干微痛者。

4. 陈皮 5 克、桑叶 10 克、桔梗 10 克、生甘草 5 克，煎水温服。适用于咽喉炎，黏痰多而咳嗽者。

5. 胖大海 10 克、木蝴蝶 10 克、石斛 15 克、甘草 5 克。煎水温服。适用于咽喉炎，咽部不适伴有声音嘶哑者。

以上药茶，可根据症状选用。

李云英

秋燥，咽痛、咽干、咳嗽、声哑怎么办？名中医推荐这些茶疗汤饮

　　秋风渐起，"秋燥"也悄悄来了。作为人体"感受器官"的咽喉，是最先和外界打交道的器官，很容易出现咽痛、咽干、清嗓、咳嗽有痰等咽喉部不适的症状。下面我们提供一些茶疗汤饮，对于缓解秋燥，解决秋燥带来的咽喉部不适有一定的作用，供大家选用。以下茶疗方煎水或开水冲泡后代茶饮即可。

　　1. 咽喉痛

　　【组方】金银花 15 克，菊花 15 克，射干 10 克，薄荷 5 克，桔梗 10 克，甘草 10 克。

　　【点评】燥热之邪从口鼻入，上灼咽喉可致咽喉疼痛、咽干灼热。方中金银花、菊花、射干，可清热解毒、利咽止痛；薄荷、桔梗、甘草，可清利咽喉，为治疗咽喉的要药。

　　2. 咽干

　　【组方】玄参 15 克，沙参 15 克，麦冬 15 克，芦根 30 克，甘草 10 克。

　　【点评】燥热之邪灼伤津液，咽喉失养可致咽干、咽痛。方中玄参、沙参、麦冬可清肺养阴，芦根、甘草可生津利喉。

　　3. 咽喉异物感

　　【组方】柴胡 10 克，薄荷 5 克，紫苏梗 10 克，合欢花 10 克，桔梗 10 克，甘草 5 克。

【点评】秋季咽喉的异物感在临床上多因气候干燥、情志不畅而诱发，治疗宜清燥润肺、行气解郁。方中柴胡可疏肝解郁，薄荷可清热利咽，紫苏梗、合欢花可疏肝行气解郁，甘草可利咽和药。

4. 咳嗽痰多

【组方】桑叶 15 克，枇杷叶 15 克，龙利叶 15 克，陈皮 5 克，罗汉果 15 克，甘草 5 克。

【点评】燥热伤肺，炼津成痰，而出现咽部痰多、咳嗽清嗓。方中桑叶、枇杷叶、龙利叶，可清肺热、除燥邪、化痰止咳；陈皮、罗汉果，可理气止咳、润肺化痰。

5. 声音嘶哑

【组方】菊花 10 克，胖大海 10 克，麦冬 10 克，木蝴蝶 10 克，咸竹蜂 3 只，生甘草 10 克。

【点评】燥热之邪内伤于肺，肺气不宣，上蒸喉部，声户开合不利而出现声音嘶哑。方中菊花、麦冬清肺润燥；胖大海、木蝴蝶、咸竹蜂、生甘草，可利喉开音。

秋季养生粥汤

1. 薄荷粥

【食材及做法】鲜薄荷 30 克（干薄荷 10 克），粳米 60 克，先熬粥后下薄荷煮沸，调味服食。适用于咽痛、咽干者。

2. 银耳百合莲子粥

【食材及做法】粳米 200 克，水发银耳 30 克，百合 30 克，莲子 30 克。加入适量水煮沸，改小火煮 40 分钟即成。适用于咽干肺燥、心烦失眠者。

3. 无花果瘦肉汤

【食材及做法】无花果 5 个，猪瘦肉 250 克，煮汤调味服食。适用于阴虚肺燥之咽喉干痛者。

4. 石斛麦冬橄榄瘦肉汤

【食材及做法】石斛 30 克，麦冬 30 克，橄榄 3 枚，猪瘦肉 200 克，煲汤。有润肺生津、清润咽喉的作用。适用于咽干、喉痛、声音嘶哑者。

5. 川贝冰糖炖雪梨

【食材及做法】川贝母粉 3 克，梨 1 个，冰糖 10 克。将梨清洗干净，挖去梨核，使梨呈内空的梨盅形。把梨盅放入蒸碗，川贝母粉倒入梨中，再把梨上部盖好，蒸碗中加入冰糖和少许水，隔水蒸约 40 分钟即可。连梨肉、带汤水一起食用。有润肺、化痰、止咳的作用。适用于咽干、咳嗽有痰者。

李云英

网红保健操

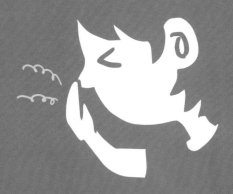

远离耳鸣、耳聋的困扰，"网红"耳部保健操做起来

前面的内容中，我们提到耳部的保健操对耳聋、耳鸣的防治具有较好的疗效，所以这期向大家详细介绍一下耳部保健操。

什么是耳部保健操

耳部保健操，通俗来讲就是耳部的保健体操，主要是通过按摩导引的方法，刺激耳部周围的穴位，促进耳部及头颈部的血液循环。这些保健操的方法，是以中国传统的推拿学、经络腧穴理论为基础，并结合现代医学理论而形成的保健手法，与"八段锦""五禽戏"同属于中医按摩导引的范畴。

中医认为，耳鸣、耳聋的发生与全身各个脏腑、经络的关系都相当密切，整个耳郭都有与全身脏器相对应的耳部穴位，如果经常按摩双耳，刺激穴位，不仅可以促进头颈部的血液循环、淋巴循环和组织间的代谢，还可以调节人体各脏腑的功能，能达到预防和治疗耳鸣、耳聋的目的。

耳部保健操有哪些

最常见的耳部保健操有鸣天鼓、除耳鸣功、鼓膜按摩、营治城郭、咽鼓管吹张等。其中，鸣天鼓是我国流传已久的自我按摩保健方法，该法最早见于 800 年前邱处机的《颐身集》，是古代常用的强肾固本的保健操作手法，原书这样描述："两手掩耳，

即以第二指压中指上，用第二指弹脑后两骨做响声，谓之鸣天鼓（可去风池邪气）"。

耳部保健操规范做

下面介绍几种最常见的耳部保健操的操作方法。

1. 鸣天鼓 鸣天鼓被称为千年养生良方，经过多次改良之后形成现在的按摩手法。此手法也有可能是目前已知最早的用声音刺激进而缓解耳鸣的疗法，对耳鸣具有良好的预防和治疗效果。

耳部保健操
——鸣天鼓

操作方法

（1）摩擦双手掌心至发热，双手掌心贴于两耳。

（2）除拇指外，双手四指相对，对称按在两侧后枕部，两手中指相对。

（3）将两手食指跷起叠在中指上面，用力下滑，重重叩击脑后枕部。

（4）此时可闻及洪亮而清晰的声音，状如击鼓。先左手弹拨 24 次，再右手弹拨 24 次，最后双手同时弹拨 48 次，完成后双手缓慢放下。

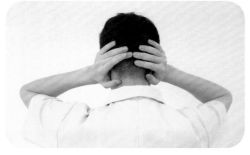

鸣天鼓

注意：根据子午流注原理，在每天下午 5 点到 7 点肾气充足的时候进行最佳。

2. **除耳鸣功** 通过手、脚与头颈部的运动，促进全身血液循环，特别是改善颈部供血，从而改善内耳的血循环。

耳部保健操
——除耳鸣功

操作方法

（1）首先平坐，坐稳，双腿弯曲成 90°。

（2）随后伸直一腿，另一腿保持不动。

（3）向前伸直双臂，与地面保持水平，手掌竖直。

（4）向左右扭头各 7 次。

（5）放下手臂与腿。

（6）随后伸直另一条腿，重复第二步。双腿交替抬高，重复以上动作 2～4 次。

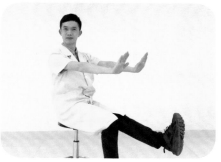

除耳鸣功

注意：有严重颈椎或腰椎疾病的患者不可进行此操作。

3. **鼓膜按摩** 根据古籍记载，鼓膜按摩有多种方法，下面介绍两种最为适用的方法给大家。

耳部保健操
——鼓膜按摩

操作方法

方法一：双手食指轻轻插入耳孔，使耳道完全闭塞后突然拔出。

方法二：双手掌心紧压耳郭，然后手掌轻轻而快速地进行按紧、放松的动作。按摩时可能会感到鼓膜活动及耳内"嘣嘣"作响，每次 20 下。

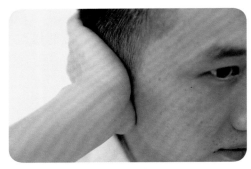

鼓膜按摩

注意：鼓膜按摩法操作时，应注意手指甲不宜太长，不宜用力过猛，以无明显疼痛为宜。

4. 营治城郭　耳朵上有很多穴位和神经反射点，刺激这些穴位有助于耳内环境的改善。介绍两种最为适用的方法给大家。

操作方法

（1）用食指、拇指沿耳郭边缘上下来回摩擦，致耳郭发热，每次可做 15 分钟左右。

（2）将手掌放在耳部前面，平贴在脸上，均匀用力向后推擦，擦过耳后，再从耳后紧贴皮肤向前推，反复做 18 次，以两耳出现热感为好。

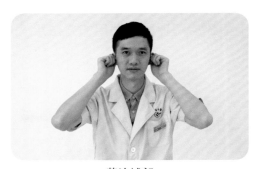

营治城郭

5. 咽鼓管吹张 咽鼓管吹张是锻炼咽鼓管功能的一个重要方法，通过捏鼻鼓气的动作能迫使咽鼓管开放，这个方法可用于改善咽鼓管功能，调节中耳内外压力平衡，从而改变中耳压力，缓解耳闷、耳堵塞感、耳胀的症状。步骤如下。

耳部保健操
——咽鼓管吹张

第一步：用手指捏紧两侧鼻翼，不漏气。

第二步：张口吸气后，用力向耳内鼓气，使空气从鼻腔通过咽鼓管进入中耳。

第三步：最后做吞咽动作恢复中耳压力。

注意：感冒或鼻腔分泌物多时忌用此方法。

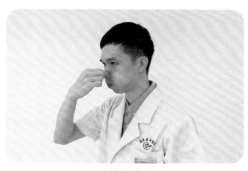

咽鼓管吹张

陈　棕

眩晕反复，难以根治？
专家向您推荐一个眩晕康复的好方法
——前庭康复训练

叮铃铃……

前庭功能室响起了急促的电话铃声，原来是黄女士打来的，她焦虑地问陈医生："医生，我前天已经做了耳石复位，比之前好很多，但是现在还有一点轻微的眩晕，门诊医生说我可以在家进行'前庭康复训练'，您能教我怎么做吗？"

什么是前庭康复训练

人的耳朵有两个重要功能，一个是听觉，另一个就是平衡。前庭是人耳中重要的平衡器官，人体的平衡主要与前庭功能、视觉和本体感觉三大系统的正常运转密不可分。外周性的眩晕及平衡障碍，可采取以训练为主的综合措

前庭康复训练

施辅助治疗，使已受损的前庭功能及平衡功能获得提高，从而减轻患者的眩晕症状，回归正常生活水平，这一过程我们称为前庭康复训练。

什么样的人适合进行前庭康复训练

1. 前庭功能低下（一侧或双侧）的患者。
2. 前庭功能完全丧失（一侧或双侧）的患者。
3. 耳石症引发眩晕的患者。

4. 脑外伤后遗症平衡障碍的患者。

5. 易摔倒的老年人。

6. 非前庭性眩晕和平衡障碍的患者。

7. 走路或姿势控制障碍儿童。

8. 运动病（晕车、晕船、晕机）的患者。

前庭康复训练方案包括适应性训练、视觉稳定性训练和姿势训练。不同的练习方案有不同的效果，个人可以根据自身身体情况选择不同的练习方案，动作宜慢，应量力而行。

1. 适应性训练　改善前庭眼反射增益的训练。

（1）转头注视训练

1）端正坐在椅子上，单手拿一张纸牌（或竖一个手指）放正前方 25 厘米处。

2）眼睛注视纸牌或手指，左右转头 45°，转头时注意眼睛一直注视纸牌或手指，头动眼睛不动。

3）适应后可逐渐加速，以自身舒适为度。

4）重复 15～20 遍，放下手，闭目休息。每天 2～3 次。

（2）水平转头运动

1）端正坐稳在椅子上。

2）身体不动。

3）快速转头，短暂注视左右两边的物体，然后注视中间物体 5 秒。

4）先快后慢，重复 15～20 遍，每天 2～3 次。

（3）头垂直运动

1）端正坐稳在椅子上。

2）身体不动，低头、仰头，短暂注视地板和天花板，然后注视中间物体 5 秒。

3）先快后慢，重复 15～20 遍，每天 2～3 次。

（4）斜向垂直运动

1）端正坐稳在椅子上。

2）身体不动，头部先左转 45°，低头、仰头，回到中间，然后头部右转 45°，低头、仰头，回到中间。

3）重复 15～20 遍，每天 2～3 次。

（5）头画圆运动

1）端正坐稳在椅子上，身体不动，睁眼头画圆，头随眼动，一圈一个周期。

2）闭眼重复。

3）顺时针 15～20 周。

4）逆时针 15～20 周，每天 2～3 次。

2. 视觉稳定性训练　视觉对于维持人体平衡起着十分重要的作用，当前庭器官受到损伤，前庭与眼睛之间的神经通路也会发生改变，从而导致头晕、眩晕。因此，可以通过训练眼球运动，提高视觉的稳定性，从而改善人体的平衡能力。

（1）扫视训练

1）眼与双手处于平面位置，双手握牌（或竖一个手指）距眼 30 厘米，双手距 30 厘米。

2）头保持不动，眼睛从一张牌看到另一张牌。

3）先水平方向，后垂直方向，最后斜行跟踪（左上→右下，右上→左下），运动时视觉清晰。速度不宜过快，保持眼动头不动。

4）症状改善后可根据自身情况，逐渐加快眼球运动速度。

5）重点水平方向训练 15～20 次，每日 2～3 次。

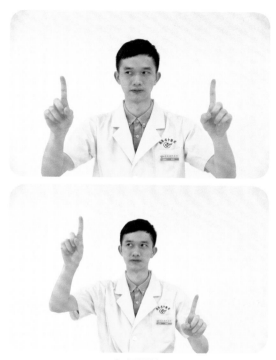

扫视训练

（2）视觉跟踪训练

1）手拿一张纸牌（或竖一个手指）距眼 30 厘米。

2）自右向左水平方向缓慢移动纸牌，眼睛跟着纸牌移动，保持眼动头不动；然后换垂直和斜向方向移动，眼动头不动。

3）可逐渐加速，保持头部静止，只用眼跟踪纸牌。

4）重复练习，每个方向 15～20 次，每日 2～3 次。

3. 姿势训练　人体维持平衡，除了前庭与视觉的功能以外，人体四肢的本体感觉也具有很大的作用，因此通过锻炼对四肢的控制，提高身体姿势的稳定性，从而进一步提高人体平衡功能，可以有效地预防摔倒，提高生活质量。眩晕或本体感觉失调的患者进行姿势训练时需要有人陪同在旁。

（1）静态站立练习

1）睁眼训练：双脚分开站立（双脚间距离可由大到小自行调整，以平稳站立为度），维持1分钟，然后进行闭眼训练。每次15分钟，每天2~3次。

2）闭眼训练：立正站稳，双脚距离由大到小能维持平衡即可，双脚并拢站立平衡超过1分钟。每次10~15分钟，每天2~3次。

3）加软垫重复上述两组练习。

（2）强化静态练习

1）睁眼练习，双臂抱拢于胸前，双脚并拢（双脚间距离由小到大，直到可维持平衡）站立超过1分钟，然后进行闭眼练习。每次10~15分钟，每天2~3次。

2）闭眼练习，双臂抱拢于胸前，双脚并拢，站立超过1分钟。可加软垫练习（草地、沙滩也可以）。

（3）趾踵站立练习

1）睁眼练习，双脚前后站立，距离调整到可维持平衡，站立超过1分钟，进行闭眼练习。每次10~15分钟，每天2~3次。

2）闭眼练习，双脚前后站立，距离调整到可维持平衡，站立超过1分钟，进行闭眼练习。每次10~15分钟，每天2~3次。

3）加软垫练习（草地、沙滩也可以）。

（4）踝关节摆动练习

1）立正站，平视闭眼。

2）先前后练习（以踝关节为轴），动作要缓慢，不屈髋关节。

3）再左右摆动，双脚交互承重，不屈髋关节。

4）靠墙或有人扶。

5）各重复 15～20 圈，每天 2～3 次。

（5）行走练习

1）正常速度行走。

2）三步右转头，三步左转头，交替进行。

3）三步抬头，三步低头，交替进行。

4）在软垫（或草地、沙滩）上练习。

5）重复转头 15～20 次，每日 2～3 次。

陈　棕

声音沙哑，咽喉疼痛怎么办？不妨试试这套喉部按摩导引法

"医生，我经常声音沙哑、喉咙发炎，有没有什么好办法呢？"

"可不可以不用吃药？"

……

作为一名中医耳鼻喉科医生，在许多场合常被问及这类专业问题。下面我们就针对大家关注的高频点，来谈一谈这个问题吧！

首先，大家所说的"声音沙哑、喉咙发炎"现象，多数都属于医学上"喉炎"的范畴。喉炎有急性喉炎和慢性喉炎之分。急性喉炎是病毒和细菌感染所致的喉黏膜急性炎症，常为急性上呼吸道感染的一部分。急性喉炎反复发作或迁延不愈常会导致慢性喉炎。下面，我们重点介绍一下慢性喉炎。

慢性喉炎是指喉部黏膜的慢性非特异性炎症，临床上因其病变程度不同，分为慢性单纯性喉炎、肥厚性喉炎和萎缩性喉炎。中医把本病叫作"慢喉瘖"。瘖（yīn），现多解释为喑，本意是小儿哭泣不止，现代常用意为嗓子哑，也就是声音嘶哑的意思。

慢性喉炎有哪些症状

1. **声音嘶哑** 这是慢性喉炎的主要症状，初期可为间歇性，用嗓越频繁则声音嘶哑越严重，渐变为持续性声音嘶哑。

2. 喉部分泌物增加 患者常感到喉内痰液黏附，故常咳嗽或发出"吭咯"之声以清嗓。

3. 喉部不适 如有异物感、喉部灼热疼痛、干燥感等。

什么原因会导致慢性喉炎发作

慢性喉炎的病因目前尚未完全明确，多认为是持续性喉部受刺激所致。目前认为其发病与以下因素相关。

1. 急性喉炎反复发作或迁延不愈。

2. 用声过度，发声不当。常见于教师、演员、歌手、售货员，因过强、过多用声，或过高、过长时间演唱等导致。

3. 吸烟及吸入化学粉尘等有害气体。

4. 鼻炎、慢性扁桃体炎、慢性咽炎、下呼吸道感染等邻近部位感染。

5. 咽喉反流、胃酸的直接腐蚀损伤以及幽门螺杆菌的感染都可以导致慢性喉炎的发病。

6. 全身性疾病波及喉部发病，如高血压、糖尿病、肝硬化、心脏病、慢性肾病、风湿病、甲状腺功能异常等疾病，如果这些基础疾病控制得不好，病情迁延反复，会使全身血管舒缩的性能发生紊乱，从而导致喉部长期瘀血而继发慢性喉炎。

慢性喉炎如何治疗

慢性喉炎总的治疗原则包括病因治疗、局部使用抗生素、物理治疗、发声矫治、中医及手术治疗等。

慢性喉炎需要早期诊断和治疗以达到最佳的治疗效果；同时要改变不良生活习惯，去除刺激因素，包括戒除烟酒等。

中医认为"天人合一"，通过按摩导引、食疗、中医体质调理、中医养生技巧等，把治疗融入日常生活中，是中医治疗慢性喉炎的优势所在。以下我们来谈谈慢性喉炎的中医喉部按摩导引法。

喉部按摩导引法

按摩是中医传统有效的保健方法，其手法渗透力强，具有放松肌肉、疏通经络、通畅气血的作用。

1. 声嘶失声按摩法

【取穴部位】重点在人迎、水突、局部敏感压痛点及咽喉部三条侧线。第一侧线：喉结旁开1寸直下；第二侧线：在第一、第三侧线中间；第三侧线：喉结旁开1.5寸直下。

【操作】五指拿法。拇指与余四指分置于喉、气管两侧，自上而下纵向拿捏、按揉，然后用拇指指腹与食指第2关节桡侧配合分别对三条侧线进行纵向推拿，往返数次。最后在人迎、水突、敏感压痛点采用揉法。

（1）人迎：经属足阳明胃经。位于颈部，颈前喉结外侧大约3厘米处，当胸锁乳突肌的前缘，有动脉搏动处即是本穴。人迎取穴技巧：拇指与小指弯曲，中间三指伸直并拢，将无名指置于喉结旁，食指指腹所在的位置即是。有调畅经络、沟通头身气血的作用，可用于治疗咽喉不利、原发性高血压、中风后遗症、诸痛症、颈源性眩晕、慢性疲劳综合征等疾病。

（2）水突：经属足明阳胃经。位于人体的颈部，胸锁乳突

喉部按摩
导引法

肌的前缘，当人迎与气舍连线的中点。（注：气舍在人迎直下，锁骨上缘，在胸锁乳突肌的胸骨头与锁骨头之间）主治咽喉肿痛、咳逆上气、喘息不得卧、呃逆等症。

按揉人迎、水突操作要领：以一手的拇指和食指分别轻轻按揉两侧穴位，每个穴位按揉 30 次，注意不要持续按揉，否则容易引起晕厥，每天按压 3 次。

2. 咽喉疼痛按摩法

【取穴】风池、风府、天突、曲池、合谷、肩井等穴。

【操作】先在喉结两旁及天突处用一指推揉手法，上下往返数次；然后按揉风池、风府、合谷等穴。每个穴位按揉 30 次，每天按压 3 次。

（1）风池：经属足少阳胆经。位于颈部，当枕骨之下，与风府相平，在胸锁乳突肌与斜方肌上端之间的凹陷处。主治感冒、热病、头痛、眩晕、目赤肿痛、耳鸣、耳聋、颈部酸痛等症。

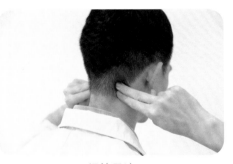

揉按风池

（2）风府：经属督脉。在颈部，当后发际正中直上 1 寸。主治咽喉肿痛、失声、头痛、眩晕、颈部酸痛、中风等症。

（3）天突：经属任脉。在颈部，当前正中线上，胸骨上窝中央。主治咽喉肿痛、咳嗽、气喘、失声、梅核气、胸痛等症。

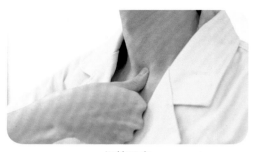
揉按天突

（4）合谷：经属手阳明大肠经。在手背，第 1、2 掌骨间，第 2 掌骨桡侧的中点处。简便取穴法：以一手的拇指指骨关节横纹，对着另一只手的虎口位置处，拇指指尖下即是。主治咽喉肿痛、失声、梅核气、咳嗽、气喘、胸痛等症。

按摩操作要领

（1）按摩时要集中精神，放松身心。

（2）掌握正确的取穴方法和操作手法。

（3）用力应适度。用力不可过小或过大，用力过小不能达到有效的刺激作用，用力过大易产生疲劳感，且易损伤皮肤。

（4）按摩时间每次控制在 10～15 分钟，每天 2～3 次，力量由轻逐渐加重。

温馨提示

喉部按摩治疗方法是中医治疗喉部疾病的特色疗法，可作为声音沙哑、咽喉疼痛的辅助治疗。如果症状较重，需在医生指导下配合药物和其他疗法。

张君丽

鼻炎，除了用药，还有这些保健方法

　　有没有可以让鼻炎患者作为平时保健的方法？得了鼻炎，平时自己用什么方法调理安全又有效？当鼻炎来犯，被鼻塞、流涕、鼻痒、喷嚏困扰的时候，有没有什么"神技"，可以缓解症状、减轻不适？学习鼻部按摩导引法，既能快速缓解鼻炎症状，又能配合药物治疗，起到辅助治疗的作用，日常做做鼻部按摩导引，还能提高我们鼻腔的抗病能力。

　　中医学认为，通过穴位按摩可以平衡阴阳、增强脏腑功能、改善局部气血运行，我们提倡的鼻部按摩导引法主要是通过按摩导引的方法，刺激鼻部周围的穴位，改善局部血液循环，从而达到宣通鼻窍的效果。临床实践证明，在缓解鼻塞、流涕、鼻痒、喷嚏、眼痒、头痛等方面具有显著的功效，是鼻炎的良好辅助疗法。

　　下面为大家介绍这套鼻部按摩导引法，一共分为 8 小节，每小节 8 拍。

1. 预备动作及揉按风池

　　预备动作： 上身端正坐位，眼平视前方，注意力集中，全身放松，双手掌相互搓热。

　　揉按风池： 以双手拇指分别抵住两侧风池，其余手指可包住头部，旋转揉按。

　　【功效】疏散风邪，宣鼻开窍。

鼻部按摩
导引法

【主治病症】鼻炎，鼻窦炎，目赤肿痛，头痛，眼睛疲劳，颈部酸痛，落枕，失眠等。

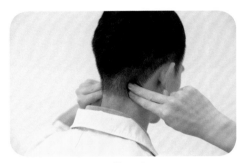

揉按风池

2. 揉按百会

以右手食、中指旋转揉按百会。

【功效】清头散风，开窍醒神。

【主治病症】鼻塞，头痛，目眩，耳鸣等。

3. 揉按太阳

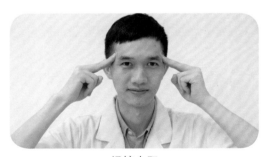

揉按太阳

以双手食指旋转揉按太阳。

【功效】理气，清肝，通络，止痛。

【主治病症】头痛，偏头痛，喷嚏，眼睛疲劳等。

4. 揉按印堂外推至太阳

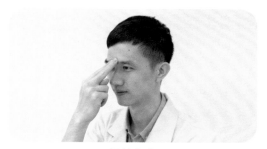

揉按印堂

用双食指按压印堂，然后沿眉骨下方向外推至太阳。

【功效】明目通鼻，疏风清热，宁心安神。

【主治病症】鼻炎，额窦炎，头痛，眩晕，失眠，鼻出血等。

5. 揉按睛明

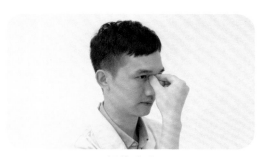

揉按睛明

以双手食指旋转揉按睛明。

【功效】明目疏风，泻热通窍，祛风通络。

【主治病症】鼻塞，流涕，前额痛等。

6. 揉按迎香

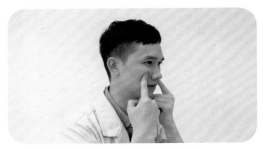

揉按迎香

以双手食指旋转揉按迎香。

【功效】疏散风热，通利鼻窍。

【主治病症】鼻炎，鼻窦炎，鼻出血，鼻痒，面神经麻痹，面痒，面肿等。

7. 来回按摩睛明、迎香

搓热双手小鱼际，反向半合并左右小鱼际，从上到下来回按摩睛明和迎香。

【功效】宣肺通鼻，行气活血。

【主治病症】鼻炎，鼻窦炎，鼻塞，流涕，喷嚏，鼻痒，前额痛，鼻干等。

8. 按摩面部

最后，再次搓热双手掌，以掌面从内到外按摩整个面部。

【功效】补气、通窍、活血。可将阳气汇聚于面部，并巩固疗效。

【主治病症】鼻炎，鼻窦炎，尤其是鼻痒、鼻涕多者。

李　凯